KB270469

복잡한 현대인들의 몸과 마음을 건강하게 하는
氣의 **生活導引法**

우리 몸 속의 숨어 있는

기氣를 살리자

우리 몸 속의 숨어 있는 기氣를 살리자

2006년 03월 05일 초판 1쇄 인쇄
2006년 03월 10일 초판 1쇄 발행

지은이 이경호
펴낸곳 華山文化
펴낸이 허만일

등록번호 2-1880호(1994년 12월 18일)
전화 02-736-7411~2
팩스 02-736-7413
주소 서울시 종로구 통인동6, 효자상가A 201호
e-mail huhmanil@empal.com

ISBN 89-86277-80-8 13510
ⓒ 이경호, 2006

기氣가 살면 살고 기氣가 죽으면 죽는다

우리 몸 속의 숨어 있는 기氣를 살리자

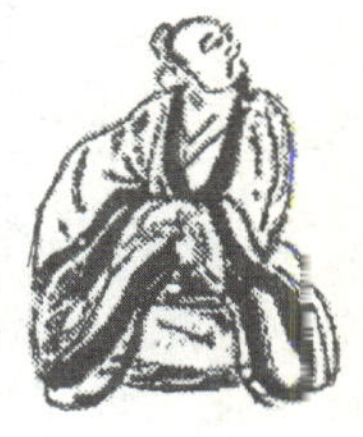

이경호 편저

화산문화

사람은 누구나 건강한 몸과 마음으로 천수(天壽)를 누리는 행복한 삶을 갈망한다. 그러나 과학문명과 의학이 첨단의 세계를 이룬 오늘의 생활환경이지만 이러한 인간의 욕망을 충족시켜 주기에는 아직도 요원한 것만 같다. 때문에 사람들은 예로부터 전해져 내려오는 민간요법에서부터 각종 스포츠 요법에 이르기까지 다양한 방법으로 보다 건강한 삶을 위하여 온갖 정성을 쏟는다. 그러나 안타깝게도 잘못된 건강지식과 그릇된 판단으로 오히려 건강생활의 리듬을 잃고 고생하는 사람들이 의외로 많다.

매일같이 각종 매스컴을 통해 홍수처럼 범람하는 건강비법들 앞에서 자신에게 맞는 방법을 택하기란 쉬운 일이 아니다. 이거다 싶으면 저 방법이 더 좋은 듯싶어 바쁜 일상생활에서 시간을 내어보지만 터놓고 상의해 볼 만한 곳도 마땅치 않다. 그렇다고 병원을 찾아 자신에게 맞는 건강관리 프로그램을 처방받는 것 역시 여의치 않은 게 복잡한 현대생활인의 솔직한 현실이다. 건강에 관심을 갖고 한의학과 기공을 공부한 필자는 평소 관심이 깊었던 기공의 세계를 한의학과 잘 접목시켜서 일반인들도 쉽게 접근할 수 있는 방법을 수년간 연구했다. 그 결과 마침내 이 책을 출간하게 되었다. 그러나 내가 알고 있는 것을 남에게 전한다는 것이 매우 어렵다는 것을 다시금 깨닫게 된다. 쉬운 말을 찾으려 많은 애를 썼지만 일반인들에게는 생소한 용어가 많아서 잘 이해될 지가 걱정이다. 그리고 혹시 오류는 없는지 조심스럽기만 하다.

　기공이란 간단히 요약하면 우주의 기운을 몸 안에 받아들여서 에너지로 전환시켜 몸과 마음을 건강하게 하는 것이다. 몸에 필요한 정기를 강화하여 기혈(氣血)의 순환을 원활하게 하고 마음을 안정시켜 건강을 유지 향상시키는 심신수련의 한 행법이다. 심신수련의 행법인 기공은 우리의 선조들이 수천년 이래로 행하여 온 방법으로써, 현대 예방의학과 치료효과에 대하여 널리 인정받으면서 사회의 관심이 상당히 고조된 상태이다. 그러나 심신수련의 기공은 정확한 지식과 올바른 행법에 의해야 소기의 목적을 달성할 수 있다는 사실에 주목해야 한다.

　따라서 이 책에서는 올바른 기공을 통한 심신수련의 성취를 도모하는데 도움이 될 수 있도록 제1장에서는 몸을 풀어 부드럽게 함으로써 기혈이 잘 소통되도록 하는 도인법과 올바른 호흡법에 따라서 호흡을 조절하는 조식법, 그리고 마음을 평온한 상태로 전환시키는 조심법을 다루어 단계적 수련에 초점을 맞추었다. 제2장과 3장에서는 인체의 오장육부와 기혈의 통로인 경락의 이해를 돕기 위한 자료를, 그리고 건강을 위한 섭생에 도움이 될 수 있도록 식이법의 자료를 요약 정리하였다. 우리가 섭취하는 음식은 예방의학 차원에서뿐만 아니라 음식 그 자체만으로도 우리들의 건강 유지 및 향상에 중요한 부분이기 때문이다.

　기공수련을 통한 건강 향상은 하루아침에 이루어지는 것은 아니다. 지속적으로, 꾸준히 수련하는 과정에서 소기의 목적을 성취할 수 있다. 욕심 없는 수련, 꾸준한 수련이 기공의 핵심임을 다시 한 번 강조하고 싶다. 본 도서를 출판하는데 도움을 주신 모든 분들, 특히 나에게 많은 용기를 주시고 애써주신 화산문화의 허만일 사장께 무한한 감사를 드린다.

2006년 새봄에

이경호

3 경락(經絡)과 경혈(經穴) _ 213

 우리몸 속의 숨어 있는 기(氣)를 살리자

기공(氣功) 이란 무엇인가 1

기(氣)와 함께 건강과 함께 한 우리 옛 조상들의 오래된 기(氣) 이야기. 왜 기(氣)가 다하면 맥(脈)이 다하고(氣盡脈盡) 기가 끊기(絶)면 풍(風)을 부르는가(氣絶招風) 병(病)은 대우주인 천지(天地)의 자연 질서와 소우주인 우리 몸(人)과의 천지인합일(天地人合一)의 부조화를 알려주는 신의 메시지이다

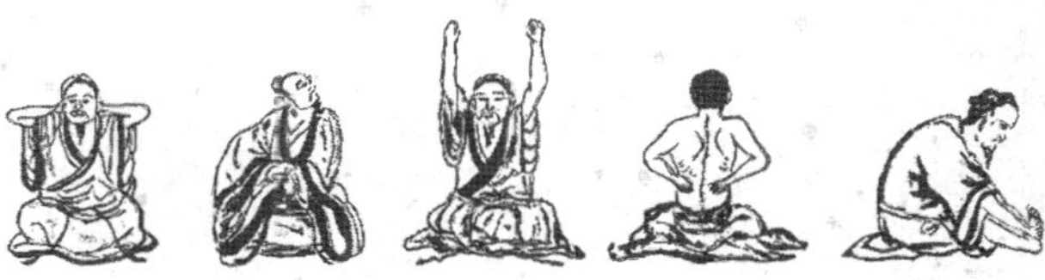

Ⅰ 기공으로 몸과 마음을 건강하게

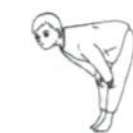

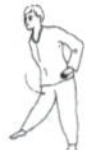

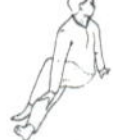

기(氣)란 말은 우리가 일상생활에서 흔하게 많이 쓰고 있는 말이지만, 과연 '기(氣)란 무엇인가' 라고 했을 때 한마디로 대답하기가 어렵다. 기(氣)가 죽었느니 기(氣)가 살았느니, 기고만장(氣高萬丈), 기진맥진(氣盡脈盡), 기절초풍(氣絶招風) 등 우리가 일상생활 속에서 쓰는 말에 기(氣)자가 들어가는 말은 수없이 많다. 기운(氣運), 기력(氣力), 원기(元氣), 생기(生氣), 냉기(冷氣), 온기(溫氣), 한기(寒氣), 감기(感氣), 활기(活氣), 살기(殺氣), 독기(毒氣) 등 기(氣)자가 들어간 말을 생각해 보면 무언가 감이 잡히는 것 같기도 한데, 한마디로 말하기가 쉽지 않다. 갑자기 황당한 일을 당했을 때 흔히 '기(氣)가 찬다', '기(氣)가 막힌다' 고 하는데 이는 심기가 편치 않아서 기(氣)가 정체되면서 몸과 마음이 매우 불편한 상태를 의미하는 말이다.

기(氣)란 에너지이자 만물을 구성하는 본질이다. 만물의 생성변화를 주재하는 실체인 생명력(生命力)의 근본 에너지인 것이다. 우주 공간에는 물론이고 모든 천지 만물에는 기가 내재되어 있다. 기는 눈으로 보이지도 않고 현대 과학이 기의 실체를 완전히 밝히지 못하고 있는 실정이지만 어쨌든 기(氣)는 존재하고 있다.

최근에 기수련(氣修練)하는 사람들이 많이 늘고 있다. 웰빙 바람과 함께 웰빙기공이란 말도 생겨났다. 기공(氣功)하면 신비적이고 어려운 것이라고 생각하는 경향이 있는데, 그러나 큰 깨우침을 얻는 도(道)를 닦는 목적이 아니라도 일상생활 속에서 조금만 노력을 함으로써 몸과 마음을 건강하게 할 수 있다. 기공이란 말은 '기를 다스리는 공부' 라는 뜻이다. 기를 다스린다는 것은 기를 우리 몸과 생활에서 유익하게 쓸 수 있도록 살린다는 뜻이다. 즉 기공은 자기 자신이 노력을 기울여서 우주의 기운을 내 몸 안으로 받아들여 에너지로 전환시켜서 육체와 정신을 건강케 하여 무병장수할 수 있게 하는 것이다. 기(氣)는 우리 몸을 지키는 최후의 파수꾼이며 활력의 원천인 것이다. 또 우리 몸을 병으로부터 지키고 낫게 하는 것은 우리 몸속의 자생적 기인 것이다. 의사나 약은 단지 기의 원활한 소통과 재활을 위한 보조적인 역할을 할 따름이다. 따라서 우리 몸속의 기가 살면 살게 되는 것이고 기가 죽으면 죽게 되는 것이다.

기공의 방법은 일반적으로 육체를 조절하는 조신법(調身法 : 몸 다루기), 호흡을 조절하는 조식법(調息法 : 호흡 다루기), 마음을 조절하는 조심법(調心法 : 마음 다루기) 등으로 나눈다. 이 책에서는 기공의 일반적인 방법으로 조신법, 조식법, 조심법에다 기의 다른 원천의 하나인 섭생의 중요성을 감안하여 조식법(調食法 : 음식 다루기)을 추가하여 넣었다.

■ 조신법(調身法 : 몸 다루기)이란 쉽게 말해서 요즈음 한창 유행하는 기체조(氣體操)를 말하는 것이다. 청소년을 비롯하여 많은 현대인들이 겨울철엔 난방, 여름엔 냉방의 온실 속에서 자연적인 대사(代謝)기능과 체온

 우리 몸속의 숨어 있는 기(氣)를 살리자

조절기능을 상실하여 신체의 면역체계가 흐트러지고 있다. 따라서 올바르고 균형있는 몸관리와 동작을 함으로써 잘못된 몸의 형태와 면역체계를 바로 잡고, 인체의 기혈(氣血) 소통을 원활하게 하여 신체의 건강나이를 연장하여야 한다. 기공에서는 조신법을 도인법(導引法) 또는 도인체조(導引體操)라고도 하고 인도나 티베트 지방에서는 요가라고 부른다.

■ 조식법(調息法 : 호흡 다루기)은 올바른 호흡법에 따라서 호흡을 조절하며 숨을 쉬는 것을 조식이라 한다. 호흡을 조절하는 것은 기공에 있어서 기본이 되는 것으로서 호흡을 통한 인체 내의 기와 인체 외의 기의 조절이 필요하다. 건강하려면 숨을 제대로 쉴 줄 알아야 하고 또 제대로 쉬어야 한다. 오죽이견 숨을 쉬며 살아 있는 것을 목숨(命)이라고 하였겠으며 사람이 죽으면 목숨을 다하였다고 했겠는가. 누구나 숨을 쉬고 있지만 숨을 제대로 쉬는 일이 결코 쉽지는 않다.

■ 조심법(調心法 : 마음 다루기)은 마음을 닦는 일 즉 마음의 수련을 조심이라 한다. 격노를 한다거나 정서가 불안정하다거나 편치 못한 마음의 상태는 건강을 해치는 원인이 되기 때문이다. 그래서 옛부터 병생어난심(病生於亂心)이라고 하였다. 현대 의학에서도 이를 스트레스라고 하여 만병의 원인이라고 보고 있다. 조심법은 편치 못한 마음의 상태를 평온한 상태로 전환시킴으로써 몸과 마음을 모두 건강하게 하고자 하는 것이다. 이퇴계(李退溪)선생도 사람을 살리는 활인(活人)의 방법으로 심방(心方)을 강조하였다.

■ 조식법(調食法 : 음식 다루기)은 자기 몸에 맞게 음식을 골고루 올바르게

섭취하는 것을 말한다. 원래 인간의 몸은 매일 섭취하는 음식물이 형태를 바꾼 것에 불과하기 때문에 병의 초래는 잘못된 식생활에서 온 것이라고 해도 틀린 말이 아니다. 패스트 푸드, 햄버거와 라면을 비롯한 인스턴트 식품, 스낵 과자류와 각종 드링크 음료, 동물성 지방과 고칼로리 음식으로 젊은이들을 온통 비만과 인슐린저항성증후군으로 증가시키고 있다. 특히 젊은이들로하여금 불임증후군으로 내몰고 있다. 이 책에서는 우리 몸의 기혈의 순환과 활력의 증진, 복잡한 현대생활과 섭생의 언밸런스로 흐트러진 신체의 면역체계를 바로 잡고 면역력을 북돋우는 데 도움이 되는 중요한 섭생법(攝生法)을 다루었다. 여기서는 식약동원(食藥同原)이란 말의 뜻대로 음식이 곧 우리 몸에 약이 되는 것처럼 조선시대 세종, 세조 연간의 어의(御醫) 전순의(全循義)가 세조의 명을 받아 편찬한 『식료찬요』(食療纂要)에 제시된 식이(食餌)요법과 각종 질병에 대한 섭생법을 알아보고 조선시대 최고의 명의인 『동의보감』(東醫寶鑑)의 저자 허준(許浚)의 스승이요 선조임금의 어의인 양예수(楊禮壽)가 편찬한 『의림촬요』(醫林撮要)에 나오는 섭생 다이어트법도 소개하여 참고하도록 하였다.

최근 미국에서도 현대의학에서 못 고치는 병도 고칠 수 있다는 생물학적 근거를 가진 생약요법과 식이요법, 지구촌의 여러 지역별 숨은 전통요법 등을 보완치료법으로, 또 기(氣)와 자장(磁場), 기공(氣功) 등을 이용한 대체의료법으로 많이 권장되고 있다. 그래서 아토피성 환자나 암환자 그리고 에이즈에 이르기까지 인체의 자연적 기혈순환의 원리로 동양의 전통요법에서 그 치료법을 찾고 있다.

 우리 몸속의 숨어 있는 기(氣)를 살리자

Ⅱ 조신법(調身法) — 몸 다루기

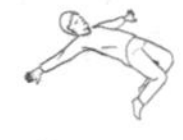

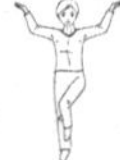

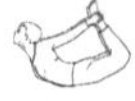

1. 생활도인법(生活 導引法)

　동양의학에는 수련에 의해서 인체와 우주의 질서와 조화를 이루도록 강조
해 왔다. 사람의 육신의 구조가 하늘과 땅(天地)의 이치와 같이 이루어졌다고
하여 인체를 소우주라고 부르며 대우주의 기운(氣運)의 변화에 따라서 즉 모
든 차고 덥고(寒熱)하는 등의 변화과정이 소우주인 인체에 그대로 미치기 때
문이다. 따라서 우주의 좋은 기를 몸안으로 받아들이고 인체의 나쁜 기를 내
보내어 경락(經絡)과 기혈(氣血)의 소통을 원활히 함으로써 체질을 보강하고
면역력을 높일 수 있는 도인법(導引法)을 많이 사용해 왔다. 이 책에서 소개
하는 방법은 일상생활 중에서 피로를 느끼거나 몸이 불편하다고 느낄 때, 앉
은 자세나 서 있는 자세 그대로 자기 자신에 알맞게 실천함으로써 자기 몸을
개운하고 활력이 있는 건강 상태로 회복할 수 있다.

매일 약 10분 정도만 행하여도 기혈의 순환이 촉진되어 심신의 안정을 도모하고, 꾸준히 시행함으로써 신체의 활력증진과 노화방지에도 크게 도움이 된다. 도인(導引)이란 말은 도기영화(導氣令和) 인체영유(引體令柔)에서 나온 말로서, 기(氣)를 몸속으로 끌어들여서 신체상태를 우주질서 즉 자연의 질서에 거슬리지 않고 조화롭게 하고 몸을 부드럽게 한다는 뜻이다. 즉 천인합일(天人合一), 기아일체(氣我一體)의 경지를 이루는 것을 말한다. 이 책에 소개된 내용은 심신이 편안한 상태에서 자기 신체조건에 무리하지 않고 쉽게 방바닥이나 의자에 앉아서 행하거나 서서 하여도 좋은 내용이다.

요사이 이 조신법을 기체조(氣體操)라 하여 많이 성행하고 있는데 그 기본은 생활도인법에서 유래한다. 따라서 그 원리와 이치를 올바로 알고 수행하여야 되기 때문에 먼저 소개한다. 인체의 병은 기흐름의 부조화, 호흡의 부조화, 즉 인체의 내부와 우주의 자연질서와의 부조화에서 오는 것이며 건강이 얼마나 중요한 것인가를 일깨워 주는 대우주의 소우주에 대한 경고 메시지이다.

1) 신체 주요부위 자극하기

아침에 잠자리에서 깨어나서는 작고 부드러운 동작으로 밤사이 푹 쉬면서 아무 운동도 없었던 신체 각부위를 서서히 움직이도록 하는 것이 좋다. 즉 기지개를 켜서 손과 발을 비롯 사지를 움직일 수 있도록 준비를 하고 손을 비벼 따뜻하게 하여 얼굴과 목 부위를 가볍게 문질러 준 후 일어나는 것이 좋다.

사람의 몸은 어느 한 곳 중요하지 않은 곳이 없겠지만 그 중 조신법에서 중요한 곳을 먼저 살펴보고자 한다.

(1) 눈(眼)

"몸이 백 냥이면 눈은 아흔 냥"이라는 옛말이 있듯이 눈은 인체의 감각 기

 우리 몸속의 숨어있는 기(氣)를 살리자

관 중에서 제일 중요한 기관으로 가장 혹사당하고 있으며, 따라서 노화가 가장 빨리 오고 약해지기 쉬운 기관이다. 눈의 도인법은 눈이 자주 피로한 사람, 눈곱이 자주 끼는 사람, 눈이 침침한 사람, 노안(老眼), 백내장(白內障) 등에 효과가 있다. 특히 요즈음 TV와 컴퓨터, 각종 전자제품 등으로 눈이 더 더욱 혹사당하고 있다. 효과적인 눈의 도인법을 몇 가지 정리해 본다.

① 양 손바닥을 비벼서 열이 난 손바닥을 양 눈에 밀착시켜 약 15초 동안 손바닥으로 눈 위를 부드럽게 마찰한다. 약 3～4회 정도 반복한다.

② 검지 손톱 위에 셋째 손가락 끝을 포개서 얹고 둘째 손가락 끝으로 눈의 위쪽 뼈를 안쪽에서 양 눈 바깥쪽으로 눌러 나간다. 끝까지 가면 다시 원위치로 돌아와 4～5 회 반복한다. 같은 요령으로 눈 아래 뼈도 지압한다.

양 엄지로 턱밑을 받쳐 대고 나머지 손가락을 위로 펴서 둘째, 셋째, 넷째 손가락 끝으로 눈 위를 지압한다. 양 손가락으로 안구를 누르는 동시에 입으로 숨을 내쉬며 3～4회 반복한다.

③ 양 손바닥을 비벼서 열이 나게 한 다음 양 손바닥을 두 눈에 가볍게 덮는다. 양쪽 눈을 상하좌우로 움직이고, 오른쪽 위와 왼쪽 아래 대각선으로 움직이고, 다시 반대로 왼쪽 위와 오른쪽 아래로 움직여 주고 또 오른쪽으로 돌리고 왼쪽으로 돌려준다. 이 운동을 아침, 저녁 혹은 수시로 20～30회 정도 한다.

(2) 귀(耳)

귀의 도인법은 청각의 노화를 방지할 뿐만 아니라 청각 기능을 돕기 위해서 필요하다. 사람의 귀에는 전신의 경락과 통하기 때문에 눈과 함께 귀의 지압이 중요하다. 사람이 늙어서도 귀와 눈의 총명(聰明)을 유지하기 위해서는 귀와 눈의 관리가 매우 중요하다.

① 양 손바닥으로 양 귀의 뒤쪽을 뒤에서 앞으로 20～30회 정도 터는 식으로 친다.

둘째 손가락과 셋째 손가락으로 귀를 가위로 베듯이 양손을 상하로 빨리 움직여

귀를 마찰한다.

② 엄지와 검지로 귀를 앞뒤에서 집고 골고루 눌러서 지압한다. 검지 손톱 위에 가운
뎃손가락을 얹고 검지의 끝으로 귀의 주위를 돌아가며 지압한다. 특히 뼈 사이의
오목한 곳이나 귓불 부근은 주의를 기울여 지압한다. 둘째 손가락 끝을 천천히 귀
속에 지긋이 밀어넣어 압력을 가하고 뺀다.

(3) 코(鼻)

인간의 생명을 유지하는데 가장 중요한 것은 호흡인데, 코는 우주의 살아
있는 기 즉 생기(生氣)가 들어오는 첫번째 관문이다. 코를 건강하게 함으로써
좋은 공기를 마실 수 있고, 따라서 감기도 예방할 수 있다. 이 코 도인법은 특
히 코감기와 코막힘 등에 좋은 효과가 있다. 콧구멍 안을 식염수나 깨끗한 물
로 매일 아침 씻어주는 것도 코를 건강하게 하는데 큰 도움이 된다.

① 양손의 가운뎃손가락으로 코뼈를 좌우에서 누르고 손을 상하로 움직이며 지압한
다. 손가락은 고정시키고 상하로 빠르게 20회 정도 운동시킨다.

② 위와 같은 요령으로 코를 누르고 손가락을 상하로 움직이면서 코의 양쪽을 강하
게 마찰한다. 콧속까지 따듯해지도록 20~30회 반복한다.

③ 양 둘째 손가락 손톱 위에 가운데 손가락을 포개서 얹어서 양 둘째 손가락으로 동
시에 코의 양쪽을 위에서 아래로 밀어 강하게 지압한다. 이를 몇 번 되풀이한다.

④ 콧구멍에 한 손가락을 넣고 안팎에서 콧방울을 눌러 자극을 준다.

⑤ 양손의 둘째 손가락을 양 콧구멍에 넣어 양쪽에서 코의 칸막이를 눌러 지압한다.
가끔 염수나 깨끗한 물로 코 안을 씻어 주는 것도 좋다.

(4) 발(足)

발애는 삼음경(三陰經)과 삼양경(三陽經)을 비롯하여 인체의 모든 경락이
모여 있기 때문에 발을 잘 자극해 주면 몸 전체의 기혈의 순환을 도와주며 피

로를 풀어준다. 발은 하루종일 몸을 받쳐주면서 움직인다. 보통 사람은 평생 동안 지구를 네바퀴 반이나 걷는다고 한다. 발의 건강은 곧 신체 전체의 건강과 직결된다. 그래서 발을 제2의 심장, 제2의 오장육부, 전신의 거울이라고까지 한다. 옛날부터 장수한 선비들은 탁족(濯足), 족욕(足浴)을 하여 자기 발을 깨끗이 하고 아이들 발처럼 부드럽고 건강한 발, 따뜻하고 땀이 나는 발을 가지려고 노력했으며, 족열두한(足熱頭寒)이라고 하여 발이 심장에서 가장 먼 부위라 항상 발을 따뜻하게하고 통풍과 일광욕도 자주 하여 발을 보호하려고 노력하였다. 그렇지 않고 발이 차거우면 족한상심(足寒傷心)으로 오히려 심장을 상하게 할 수 있다

자기 발에 굳은 살이나 티눈 같은 것은 없는지? 발가락이나 발 뒤꿈치가 비뚤지는 않았는지? 발색이 고운지? 부었거나 꺼칠꺼칠하지는 않는지? 신발은 발에 잘 맞는 것인지? 항상 살펴보아야 한다. 발 관리는 아무리 하여도 지나치지 않는다.

① 두 발을 쭉 뻗고 앉은 자세에서 오른발을 왼쪽 넙적다리 위에 올려놓고 엄지와 검지로 발가락을 잡고 비빈다. 엄지발가락에서 시작해서 새끼발가락까지 30회 시행하고 발가락을 자주 폈다 오무렸다 한다.

② 엄지와 검지로 발가락을 잡고 좌우로 비튼다. 역시 엄지발가락에서 시작해서 새끼발가락까지 30회 시행한다.

③ 발바닥을 양 엄지손가락으르 인체의 '원기의 샘' 인 용천(湧泉)을 비롯 구석구석 지압한다.

④ 오른발 엄지발가락을 오른손으로 잡고 발등 쪽으로 당겨서 오른발 발바닥의 피부를 당겨주고 왼손 바닥으로 오른발 발바닥을 30회 이상 골고루 문질러서 마찰해 준다.

⑤ 오른발 발목을 오른손으로 잡고 왼손으로 오른발 발가락을 감아 잡고 좌측으로 18회 우측으로 18회 회전시킨다.

⑥ 오른발이 끝나면 다리를 바꾸어서 왼발을 오른쪽 넓적다리 위에 올려놓고 같은 방법으로 실시한다. 이와 같이 발에 기가 잘 돌고 혈액순환이 활발해져 발이 튼튼 하면 인체의 모든 부위가 튼튼하다.

(5) 손(手)

발이 신체의 베이스 켐프(Base camp)라면 손은 어드벤스 켐프(Advance camp)이다. 손은 제2의 뇌(腦)라고까지 불릴만큼 손은 뇌와 밀접한 관련을 가지고 있다. 최근 컴퓨터 키보드를 비롯 많은 전자기기 때문에 손과 손가락 의 피로가 더 심해졌다. 손은 곧바로 뇌의 운동중추신경의 행동실천기관이 다. 옛날 할머니들이 일찍부터 손자에게 잼잼, 곤지곤지, 조막조막, 짝짝궁 등 일찍 손의 훈련을 통해 뇌운동을 시켰는데 얼마나 지혜로운 어린이를 위 한 기공도인법인가. 또 손은 하느님이 인간에게만 준 위대한 선물로 주무르 고 만져주고 두드려주면 어느 곳이든 어지간히 아픈 곳은 쉬이 고칠 수 있다 고 하였으며 아무리 가는 머리카락도 인간이 만든 기계는 잡지 못해도 손으 로는 잡을 수 있다. 이 손운동은 뇌활동의 자극은 물론 손가락이나 팔의 관절 통, 손의 마비, 소화불량, 불면증 등에 효과가 크다.

① 손바닥을 아래로 향하게 양팔을 앞으로 뻗고, 양손을 동시에 소지, 약지, 중지, 검 지, 엄지의 순서로 차례대로 손가락을 접어서 주먹을 쥔 다음.

② 주먹을 쥔 상태 그대로 손을 뒤집어 손바닥 쪽을 위로하여 소지, 약지, 중지, 검 지, 엄지의 순서로 손가락을 편다. 이 동작을 8회 이상 반복한다.

③ 키보드 때문에 손과 손가락의 피로가 심해졌을 때에는 자주 손가락 깍지끼기를 하거나 손을 위로 들고 흔들어 피로도 풀고 혈액순환도 원활하게 해 줄 수 있다.

(6) 항문(肛門)

오래 전에 의술은 물론 학문과 인격이 뛰어난 한 의원이 여자들이 얼굴에

만 화장을 하고 토닥거리는 것을 보고 자기 얼굴치장하는 10분의 1만 항문과 회음부를 치장하고 관리하면 평생 건강을 유지할 수 있을 뿐 아니라 얼굴도 더 예뻐진다고 말해 주었다. 자기 몸 속에서 가장 냄새나고 더러운 것을 아무 불평없이 수고해 주는 항문이야 말로 회음부와 함께 인체의 가장 중요한 부분으로 우리가 늘 통풍이 잘 되도록 하고 깨끗이 함으로써 이 곳에 집중되어 있는 신경기관들을 보호하고 신진대사를 원활하게 하여 건강한 생활을 할수 있도록 관심을 가져야 할 것이다.

① 좌욕(坐浴)하기 – 일찍이 선인들이 족욕과 함께 조금 귀찮기는 하여도 좌욕을 즐겨 하였다. 하루에 한 번이나 이틀에 한 번은 꼭 미지근한 소금물이나 또는 따뜻한 물로 항문과 회음부를 씻고 얼굴 바르다 남은 로션 반찌검만 발라 주고 마사지를 조금만 해 준다면 평생동안 방광, 생식기에 관한 질병과 치질 등의 고통으로부터 해방은 물론 건강을 잃지 않고 살아갈 수 있다.

② 항문 조이기 – 많은 현대인들은 과거와는 달리 웰빙의 추구와 함께 만족한 성생활을 위해 많은 시간과 노력을 하고 있다. 나이가 들면서 성적 능력이 떨어지고 특히 여성들은 폐경이 되면 골반근육의 힘이 떨어진다. 항문 조이기는 성기 부위에 괄약근을 자극함으로써 생식기 계통을 강화시켜 성기능을 강화하는데 탁월한 효과가 있다. 꾸준히 하면 괄약근강화와 골반수축능력을 강화하여 요실금이나 조루증, 배뇨장애 등 비뇨기과와 생식기 관련 질환의 예방에 큰 효과가 있다.

서양의학에서는 이 항문 조이기를 '케겔요법' 이라 하는데, 서양 의사 케겔이라는 사람이 처음으로 창안했다고 해서인데 성의학자들이 남성의 조루와 사정의 조정, 여성의 성기 조이기와 오르가슴 도달능력을 배가할 수 있다고 하여 큰 인기이다. 요즈음 부인과 병원에서 여성들의 요실금 질환 등의 운동요법으로 많이 사용하고 있다고 한다. 그런데 케겔요법과 같이 호흡과 무관하게 단순히 항문 조이기는 비교적 쉽게 할 수 있다. 그러나 단전호흡을 하면서 호흡에 맞추어서 하는 항문조이기 호흡법은 어느 정도 단전호흡이 숙달 되었을 때 하는 것이 좋고 처음으로 하는 초보자에게는 무리가 올 수가 있다.

방법은 편안한 자세로 누워서 하는 것이 제일 좋으나 서서하거나 의자에 앉아서 해도 상관은 없고, 전철이나 버스 타고 가면서 해도 된다. 호흡을 아랫배까지 깊이 들이 마시면서 항문을 조이고, 숨을 내쉬면서 항문을 풀어주는 방법으로 수시로 해 주면 좋다.

사실 항문 조이기는 기공에서 대단히 중요한 호흡법이다. 의식적으로 항문을 조여서 항문의 괄약근을 튼튼하게 해 놓을 필요가 있다. 건강한 어린아이의 항문을 보면 주름이 탄력성 있게 분명하게 단단히 조여 있는데 중병환자나 노인의 항문은 느슨하고 죽은 사람의 항문은 완전히 열려 있다. 이런 사실은 사람의 항문과 생명력과의 밀접한 관계를 말해 준다. 발과 함께 항문관리도 아무리 하여도 지나치지 않는다.

2) 주요 경혈(經穴) 부위 자극하기

인체에 분포되어 있는 주요 경혈부위를 자극하여 기혈을 잘 소통시킴으로써 오장육부와 인체의 모든 부위로부터 오는 질병과 통증 등을 해소할 수 있을 뿐만 아니라, 기혈의 소통이 잘 되기 때문에 평소에도 건강을 잘 유지할 수 있다.

현대인은 자기 몸의 주요 경혈 부위 정도는 상식적으로 알아 두어야 한다. 특히 경혈을 자극하는 기공은 혈액순환의 촉진과 스트레스 해소 및 노화 방지에 좋다. 이는 누구나 일상생활에서 쉽게 할 수 있어 간편하고 효과가 높다. 기공의 원칙인 호흡과 마음을 항상 염두에 두고 하여야 한다. 단순히 압력을 주어서 지압을 하거나 문질러 주거나 하는 것도 경혈을 자극해서 기혈순환에 도움을 주지만, 더욱 효과를 높이기 위해서는 정신적으로 몸의 긴장을 풀고 호흡에 맞추어서 마음의 정성을 들여서 하면 더욱 효과가 크다.

(1) 백회혈(百會穴)

백회혈은 독맥(督脈, 몸의 뒤쪽 정 중앙에 흐르는 맥)에 속하는 혈로서, 위치는 머리 정수리 중앙선상에 있다. 즉 양쪽 귀 끝을 머리 위로 연결한 선과 머리 가운데 선과 교차점이 백회혈이다.

■ 방법

① 왼손 손등 위에 오른손바닥을 겹쳐(손의 내노궁과 외노궁의 경혈을 맞춘다, 노궁혈 179쪽 참조)서 머리 정수리에 있는 백회혈에 댄다. 그리고 좌측 방향으로 8회, 반대 방향으로 8회 돌리면서 손바닥으로 문질러 준다. 이를 3회 반복한 후에,

② 이어서 호흡을 3회 행하는데, 숨을 내쉴 때는 손바닥으로 약간 강하게 백회를 누르고, 들이쉴 때는 손바닥을 가볍게 떼며 단전을 의식한다.

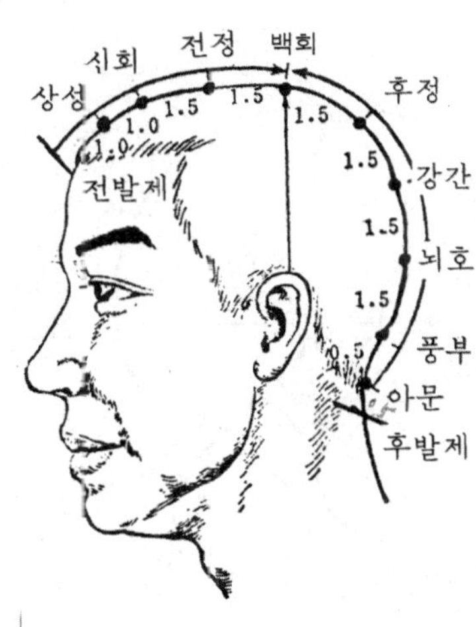

■ 효과

두통, 현기증, 고혈압, 뇌혈관 질환, 불면증, 귀울림증, 실어증, 정신불안,
신경증 등에 개선 효과가 있으며, 머리 부위의 기혈이 잘 소통되어 뇌의 신경
세포를 자극하여 몸 전체에 좋은 영향을 미친다.

(2) 태양혈(太陽穴)과 풍지혈(風池穴)

태양혈은 양 눈썹 끝에서 바깥 머리털 있는 쪽으로 조금(1寸쯤) 나가면 움
푹 들어간 곳이며, 풍지혈은 귀 뒤에 툭 튀어나온 뼈 즉 유양돌기 뒤쪽에서 목
쪽으로 조금 가면 움푹 들어간 곳이다.

■ 방법

① 양손의 엄지를 양 눈 옆에 있는 태양혈에 대고 나머지 네 손가락은 앞
   머리 부분에 댄다. 엄지손가락으로 태양혈을 누르면서 좌측으로 8회
   우측으로 8회 돌린다.

② 이어서 태양혈을 누르면서 숨을 내쉬고, 들이쉬면서 손을 떼며 3회 호

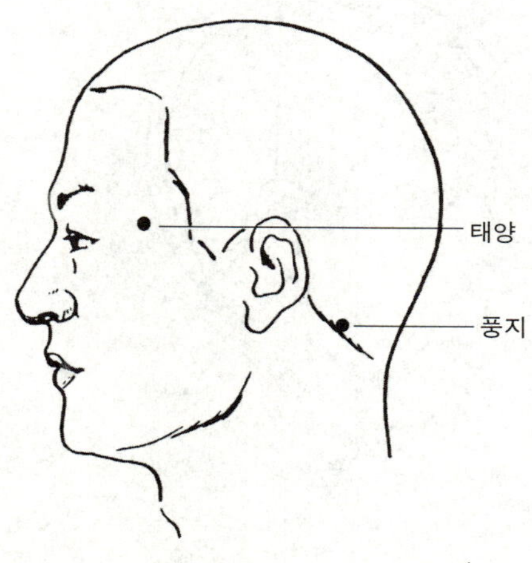

흡을 한다. 다시 엄지를 머리 뒤쪽의 풍지혈까지 문지르며 내려가서,

③ 풍지혈도 엄지로 우측으로 8회 좌측으로 8회 돌리면서 문지른 후, 혈을 누르면서 호흡을 3회 실시한다.

■ 효과

두통, 편두통, 현기증, 감기 등에 효과가 좋다.

(3) 정명혈(睛明穴)

눈의 안쪽 모퉁이에 있는 혈이다. 손가락 끝으로 눈 안쪽에서 약간 위쪽을 눌러보면 움푹 들어가는 곳이 있는데 여기가 정명혈이다.

■ 방법

① 양손의 가운뎃손가락으로 양 눈 안쪽 오목한 곳에 있는 정명혈에 대고 좌측으로 8회 우측으로 8회 돌리면서 지압을 한다.

② 이어서 정명혈을 누르면서 3회 호흡을 한다.

■ 효과

시력감퇴, 노안, 현기증, 머리가 무거운 느낌이 들 때 등에 효과가 있다.

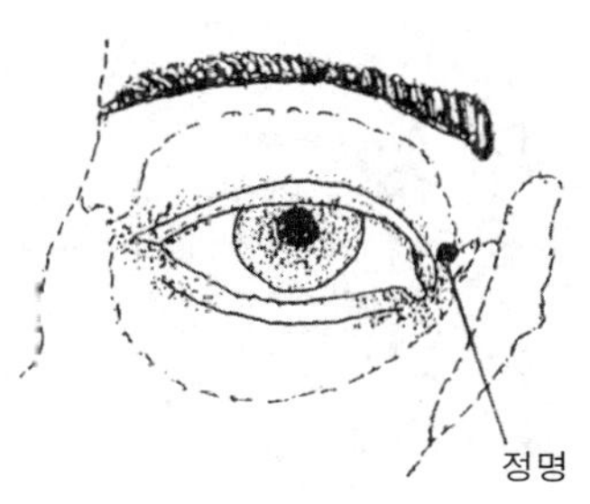

(4) 인당혈(印堂穴), 영향혈(迎香穴), 지창혈(地倉穴)

인당혈은 양 눈썹 사이의 정중앙이 되는 곳이며, 영향혈은 콧망울 옆에 고랑이 있는데 그 고랑을 손가락으로 누르면 움푹 들어가는 곳이다. 지창혈은 입 끝에서 외측으로 4푼(分) 되는 곳이다.

■ 방법

① 가운뎃손가락 끝을 눈썹과 눈썹 사이에 있는 인당혈에 대고 좌우로 각각 8회씩 돌리며 문지른다. 이어서 누르면서 3회 호흡을 행한다.

② 그곳에서 코의 양 옆의 영향혈까지 문지르며 내려가서, 양 영향혈도 좌우로 각 8회씩 문지르고 3회 호흡을 행한다.

③ 계속해서 양 입꼬리의 지창혈까지 문지르며 내려가서, 역시 좌우로 각 8회씩 돌리며 문지르고 호흡을 3회한다.

■ 효과

비염, 코막힘, 감기, 두통, 치통, 소화불량 등에 효과가 있다. 특히 인당혈은 두통, 영향혈은 비염, 코막힘, 감기에 효과가 좋다.

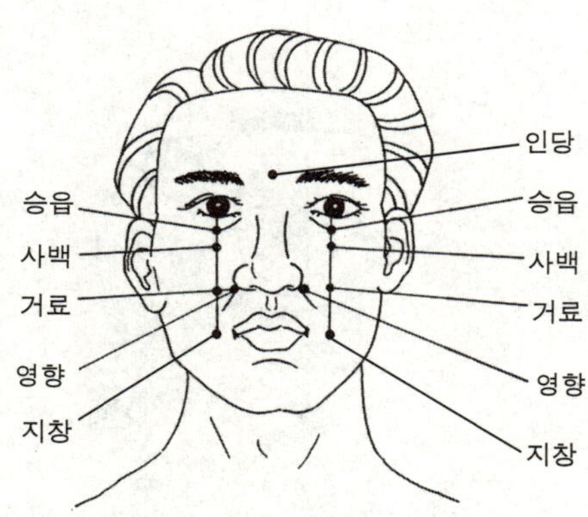

(5) 청궁혈(聽宮穴)

청궁혈은 귀 앞부분에 구슬처럼 나온 곳이 있는데 이것을 이주(耳珠)라고
한다. 바로 이주 앞에 손가락을 대고 입을 벌리면 움푹 들어가는데, 이 움푹
들어간 곳이 청궁혈이다.

■ 방법

양손의 가운뎃손가락으로 양 귀의 바로 앞에 있는 청궁혈에 대고 좌우로
각 8회씩 돌리면서 문지른 후 3회 호흡을 실시한다.

■ 효과

시력감퇴, 이명증, 치통 등에 효과가 좋다.

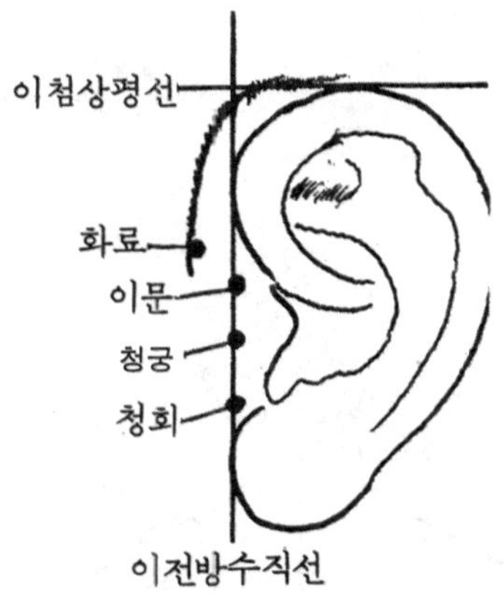

(6) 견정혈(肩井穴)

견정혈의 위치는 어깨의 제일 높은 곳이다. 목 뒤 약간 아래의 대추(大椎) 혈과 어깨 끝의 중간점이다. 이곳은 젖꼭지에서 어깨로 똑바로 올라가서 제일 높은 점에 해당된다.

■ 방법

먼저 오른손의 손가락을 모아서 손가락 끝으로 왼쪽 어깨 위에 있는 견정혈을 문지르듯이 눌러서 자극을 준 다음에, 손을 바꿔서 왼손으로 오른쪽 어깨 위의 견정혈을 눌러 자극을 준 후 3회 호흡을 실시한다. 또 오른손 왼손을 번갈아가며 견정혈 주변을 툭툭 쳐 주는 것도 좋다.

■ 효과

상지 신경통, 견비통, 오십견, 육십견 등에 효과가 있으며 평생 어깨와 팔을 아프지 않게 잘 움직일 수 있다.

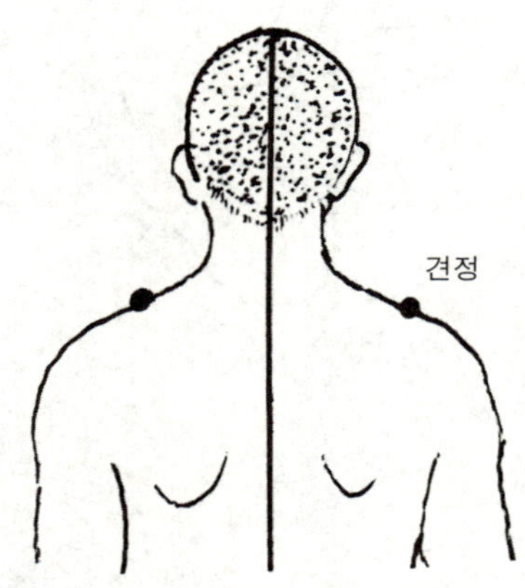

 우리 몸 속의 숨어 있는 기(氣)를 살리자

(7) 수구혈(水溝穴)

이 혈은 코밑과 윗입술 사이를 3등분하여 코밑에서 3분의 1 되는 곳이다. 이 혈을 일명 인중(人中)이라고도 한다.

■ 방법

양 가운데 손가락을 포개어 수구혈에 대고 좌우로 각 8회씩 문지른 후 3회 호흡을 실시한다.

■ 효과

이 혈은 졸도를 했을 때 구급혈로 사용하기도 하는 혈이며, 이 혈을 자극을 주면 정신이 맑아지고 안면 신경마비 등을 예방할 수 있다.

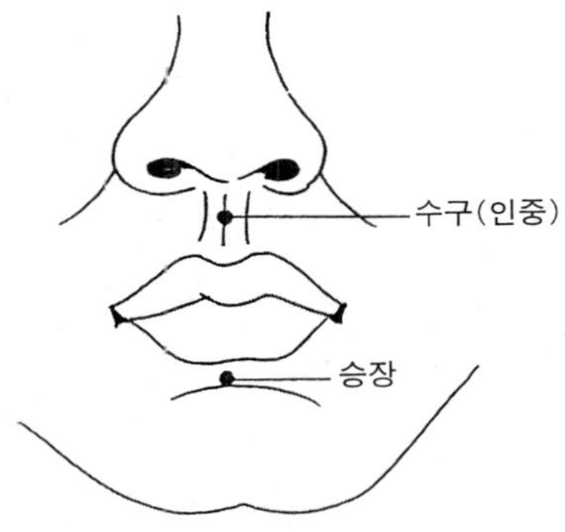

(8) 곡지혈(曲池穴)

곡지혈은 팔을 직각으로 굽히면 팔꿈치 가로 무늬(月寸橫紋)가 보이는데 그 가로 무늬가 끝나는 곳이 곡지이다.

■ 방법

먼저 왼쪽 팔을 직각으로 구부리고 오른쪽 엄지손가락으로 왼쪽 곡지혈을 눌러서 좌우로 8회씩 돌려서 자극을 준 후, 팔을 바꾸어 오른쪽 팔을 직각으로 구부리고 같은 방법으로 자극을 준 후에 3회 호흡을 실시한다.

■ 효과

이 혈은 팔 근육통(테니스 엘보와 그 반대쪽이 골프 엘보) 나아가서 고혈압, 저혈압, 빈혈, 발열, 각종 피부병을 치료하는 데도 매우 중요한 혈이다.

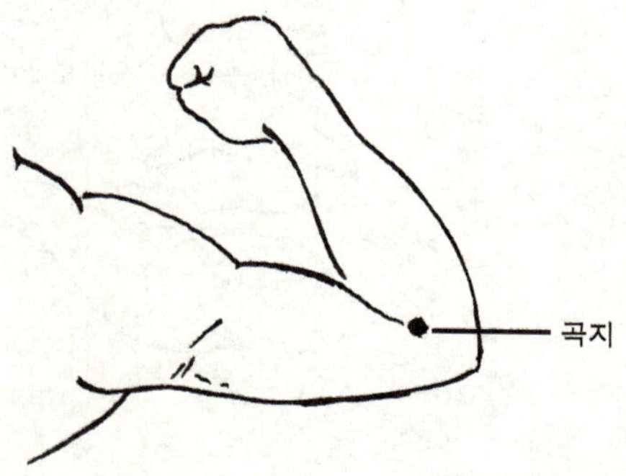

(9) 합곡혈(合谷穴)

합곡혈은 엄지와 검지의 중간에 약간 볼록하게 올라온 근육이 있는데, 이 근육에서 약간 검지 쪽으로 누르면 몹시 압통이 생기는데 이곳이 합곡혈이다.

■ 방법

① 먼저 오른손바닥으로 왼손 손등을 감싸 쥐고 오른손 엄지를 왼손 합곡혈에 대고 좌측으로 8회 우측으로 8회 돌리면서 문지른 후에 엄지에 약간 힘을 주면서 숨을 내쉬고 들이쉬면서 힘을 빼며 3회 호흡을 실시한다.

② 손을 바꾸어서 같은 방법으로 하는데 아무 곳에서나 쉽게 할 수 있다.

■ 효과

두통, 현기증, 감기, 치통, 신경증, 안면 신경마비, 소화불량, 귀울림 등에 좋다.

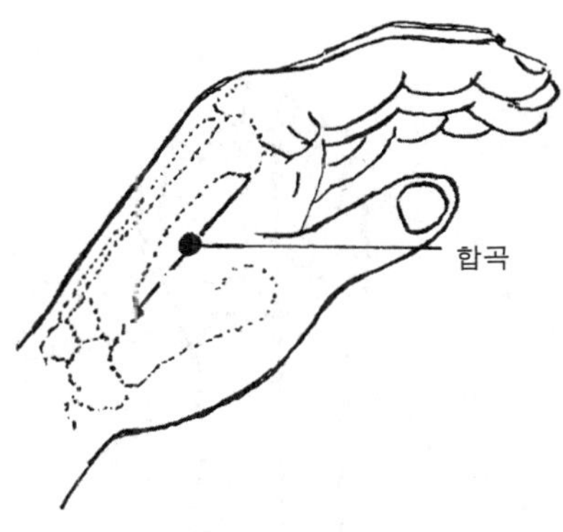

(10) 용천혈(湧泉穴)

용천혈의 위치는 발바닥을 3등분하였을 때에 앞쪽으로 3분의 1 되는 곳이다. 발바닥을 보면 사람인자(人)의 모양이 보이는데 그 중심 쪽 들어간 곳에 해당한다. 이 용천혈 역시 중요한 혈로서 졸도, 협심증, 신장병, 고혈압, 뇌일혈 등을 치료하는 혈이다.

■ 방법

먼저 왼쪽 발을 오른쪽 대퇴부에 올려놓고 양 엄지로 용천혈을 눌러서 자극을 준 다음에 발을 바꾸어 같은 방법으로 실시한다. 항상 발을 깨끗이 하고 방바닥이나 의자에 앉아서 쉽게 할 수 있다.

■ 효과

용천혈은 졸도, 협심증, 신장병, 고혈압, 뇌일혈 등을 치료하는 혈인데, 특히 발바닥은 오장육부와 전부 연관이 많으므로 발바닥 지압이 중요하다.

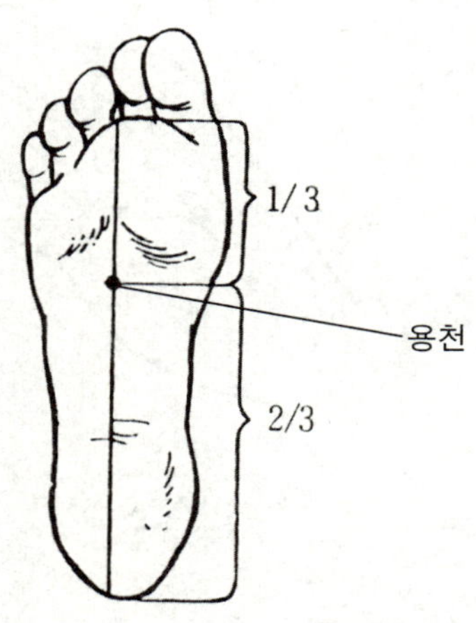

 우리 몸속의 숨어 있는 기(氣)를 살리자

(11) 삼음교혈(三陰交穴)

삼음교는 발목 안쪽 복숭아뼈에서 위쪽으로 3치(寸) 되는 곳의 정강이 뼈 바로 뒤쪽이다. 삼음교는 소화불량, 허약체질, 간담질환, 신장 방광질환, 월경불순, 대하, 자궁염, 전립선비대증, 요도염 등을 치료하는 중요한 혈 중의 하나이다.

■ 방법

왼 발을 오른쪽 대퇴부에 올려놓고 양 엄지로 삼음교혈을 누르면서 숨을 내쉬고 들이쉬면서 힘을 뺀다. 이어서 발을 바꾸어 같은 방법으로 실시한다.

■ 효과

이 혈은 족태음비경에 속한 혈이지만 비경(脾經)과 간경(肝經) 그리고 신경(腎經) 등 세 음경이 서로 교차하는 혈이기 때문에 폭 넓게 사용되는 중요한 혈이다.

삼음교는 소화불량 허약체질, 간담질환, 신장 방광질환, 월경불순, 대하, 자궁염, 전립선비대증, 요도염 등을 치료하는 중요한 혈로서 특히 여성의 월경불순, 방광질환에 효과가 좋다.

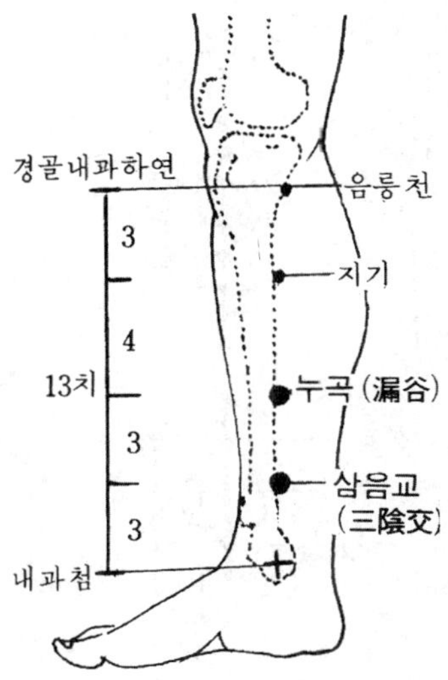

(12) 구미혈(鳩尾穴)

구미혈은 앞가슴의 정 중앙 검상돌기 바로 밑이다. 이 혈은 심흉통, 구토, 정신 신경성 질환, 위통 등의 치료혈이다.

■ 방법

손가락을 모아서 구미혈을 약간 눌러 주기도하고 시계방향으로 돌려서 자극을 준다. 구미혈 밑으로는 독맥에 속하는 거궐, 상완, 중완, 건리, 하완 등에 혈이 배꼽쪽으로 나란히 있는데 이 혈들은 주로 위(胃)에 영향을 많이 주는 혈이다.

때문에 평소에 상복부(上腹部)를 손바닥을 시계 방향으로 돌리면서 자극을 주면 위장이 튼튼해지고 소화 기능이 좋아진다. 옛날 할머니가 손자가 배가 거북할 때 '할머니 손은 약손'이라고 하면서 이 부위를 쓸어 주고 만져 주면 아이들의 배가 감쪽같이 낫곤 하였다.

■ 효과

심흉통, 구토, 정신 신경성 질환, 위통 등에 효과가 좋다.

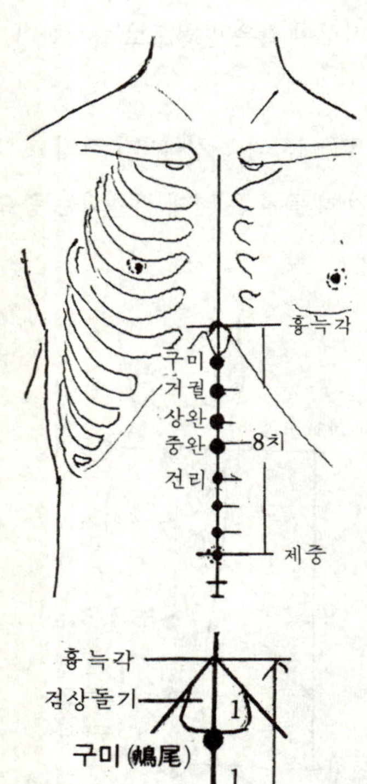

2. 팔단금 도인법(八段錦 導引法)

조선시대에 성리학자 퇴계(退溪) 이황(李滉) 선생이 지은『활인심방』(活人心方)은 양생사상(養生思想)을 바탕으로 한 의서인데, 거기에 소개된 도인법으로 팔단금이 있다. 팔단금은 실제로 수련하기도 쉽고 효과도 좋다. 평상시에 건강을 위해서도 가볍게 할 수 있으며 정신적인 수련을 하는 사람에게도 좋은 도인법이다. 예로부터 선비들이 팔단금의 수련을 많이 하였다 하는데, 하루 종일 앉아서 책만 읽는 조선시대의 선비들에게 더없이 좋은 방법이었을 것이다. 요즈음엔 수험생들이 이 팔단금 도인법을 익혀두면 건강과 학습 효과 향상에 많은 도움이 될 것이라 생각된다. 가정주부와 직장인들에게도 쉽게 익혀 많은 도움을 받을 수 있다.

팔단금이란 여덟 부분으로 이뤄진 비단처럼 부드러운 공법(功法)이라는 뜻으로 주역의 팔괘(八卦)에서 나온 것이라 한다. 즉 하늘(天), 땅(地), 우뢰(雷), 바람(風), 물(水), 불(火), 산(山), 연못(澤) 등의 여덟 가지의 우주 자연현상을 나타내는 팔괘를 상(象)으로 하는 공법이다. 팔단금은 여덟 부분으로 나누어져 있어서 각각의 효과도 있지만 실제로는 여덟 가지를 순서대로 행할 때 더 좋은 효과를 얻을 수 있다. 심신의 건강과 질병의 예방에 대단히 도움을 주는 도인법이다. 옛날에는 모두 앉아서 하는 자세이나 지금은 방바닥이나, 의자에 앉아서나, 혹은 서서, 혹은 걸어가면서도 행할 수 있다.

1) 고치법(叩齒法, 叩齒三十六, 치아 마주 부딪쳐 정신모으기)

■ 방법

① 반가부좌 자세로 편하게 앉아서 눈을 감고 편하게 마음을 가다듬는다. 이른 아침 한동안 고요한 명상 속에 하면 아주 효과적이다.

② 두 손으로 후두부를 감싸듯 쥐고 호흡 소리가 자기 귀에 들리지 않을

정도로 9회 반복한다.

③ 윗니와 아랫니를 딱딱 소리가 나게 서른여섯 번 마주친다. 옛날 도인들이 새벽에 꼭 이 고치법을 행하였다고 한다.

2) 천고법(天鼓法, 天鼓二十四, 엄지와 검지로 뒷머리 두들기기)

■ 방법

① 고치법 자세에서 양 손바닥을 양 귀에 대고 손가락은 모두 펴서 후두부를 감싼 후,

② 중지 위에 검지를 올려서 검지로 머리 뒤쪽을 가벼운 북소리가 나도록 스물네 번 가볍게 내려치면서 튕긴다.

■ 효과

머리 뒷부분에 있는 나쁜 기운을 없애 주고 머리를 맑게 한다.

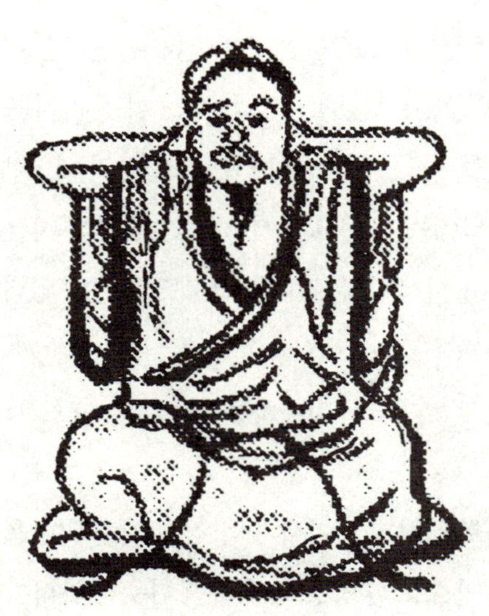

 우리 몸속의 숨어 있는 기(氣)를 살리자

3) 파천주(擺天柱, 목흔들기)

천주(天柱)는 목을 말하는데 목은 뇌가 있는 머리와 뇌의 명령을 신체 각 부위에 전달하는 통로로서 뻣뻣하지 않고 항상 부드러워야 한다.

■ 방법

① 오른손으로 왼쪽 손목을 가볍게 잡고 호흡에 맞추어서 가볍게 목을 좌측으로 틀었다가 다시 손목을 보면서 목을 24회 돌린다.

② 다음엔 왼손으로 오른쪽 팔목을 잡고 방향을 바꾸어서 목을 우측으로 틀었다가 같은 방법으로 24회 돌린다.

■ 효과

정신을 맑게 하고 두통, 어지럼, 머리에 풍이 오는 것을 막아 주고, 경추를 부드럽게 하여 목이 걸리는 것을 막아 준다.

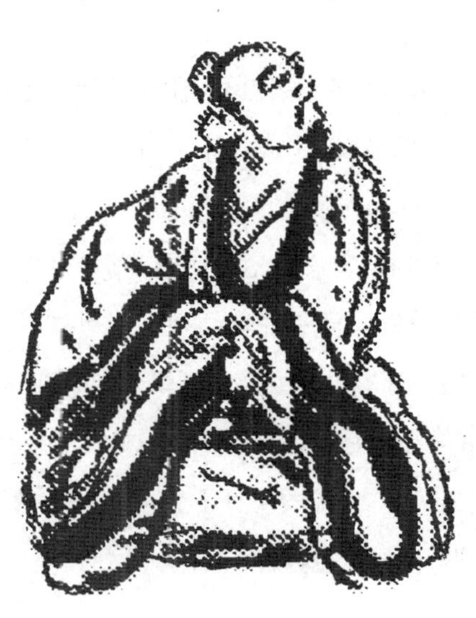

4) 적룡교수혼(赤龍攪水渾, 혀로 입 안 구석구석 휘저어 닦기)

'붉은 용(赤龍)'이란 사람의 혀를 뜻한다. 혓바닥에는 오장육부와 모두 연결되어 있어 인체에 필요한 음식물과 맛을 알아낸다. 간에 열이 있으면 우선 입맛이 쓰고 콩팥에 열이 있으면 입맛이 맵다. 위장병이나 몸에 열이 날 때 설태(舌苔)가 생긴다. 따라서 혀를 내밀게 하여 상태를 보면 그 사람의 신체 건강상태를 알 수 있다. 여러분들께서도 자주 자기 혀가 딱딱하게 굳은 부위는 없는지 또 혓망울은 없는지, 빛깔은 어떤지, 냄새가 나지는 않는지, 설태가 누렇게 끼어 있지는 않는지를 살피기 바란다. 혀를 보고 몸의 건강상태를 알아내는 것을 설진(舌診)이라고 한다.

■ 방법

① 혀를 입 안에서 휘저어 이와 잇몸의 구석구석을 닦아내듯 서른여섯 번 돌린다. 이는 혀의 중요한 운동이기도 하며 혀를 돌리면 입 안에 침이 고이는데 이것을 신수(神水)라고 한다. 또 혀에 침이 돈다고 하여 활(活)자의 근원이 여기서 유래한다. 그래서 혀에 고인 침을 활명수(活命水)라고도 했다.

② 신수가 입 안에 그득하게 고이면 한 입을 세 번에 걸쳐서 꼬록꼬록 소리가 나도록 목으로 넘긴다. 침을 한 입 가득 만들어 세 번에 나눠 삼키는 것이다.

③ 침을 만들어 삼킨 다음엔 숨을 멈춰 폐기(閉氣)한 뒤에 코로 조금씩 맑은 기를 들이마신다. 이어 두 손의 주먹을 꽉 쥐고 위로 추켜든 뒤 화끈한 느낌이 들 때까지 폐기와 호흡을 계속 반복한다. 코로 맑은 기를 들이마시고 쉬었다가 내쉬면 손에 열기를 느끼게 된다. 이를 폐기 악수열(握手熱)이라고도 한다. 또 칫솔질을 할 때 부드러운 칫솔로 설태도 자주 닦아주고 관리하여야 한다.

■ 효과

혀로 입 안을 휘저어 진액이 모이게 하여 이를 삼켜 오장을 고루 적셔준다. 침은 신수(神水)라 하여 많이 삼킬수록 노화를 막고 비위(脾胃)에 쌓여 있는 나쁜 기운을 없애 준다. 이처럼 의학적으로도 침을 함부로 내뱉어서는 안된다. 또 혀로 잇몸을 마찰하여 혈액순환을 도와 잇몸을 튼튼하게 한다.

앞에서 설명한 바 있지만 최근 미국에서 껌을 자주 씹는 것이 이와 잇몸, 그리고 혀를 포함한 구강의 건강과 뇌의 활동에 큰 도움을 준다는 연구발표가 있었다. 프로이드가 담배를 즐겨 피우지 않고 껌을 즐겨 씹었거나 이 책의 팔단금도인법에 따라 고치법이나 적룡교수혼을 잘 행하였다면 구강암을 피하고 더 위대한 업적을 더 많이 남길 수 있었을 것을……

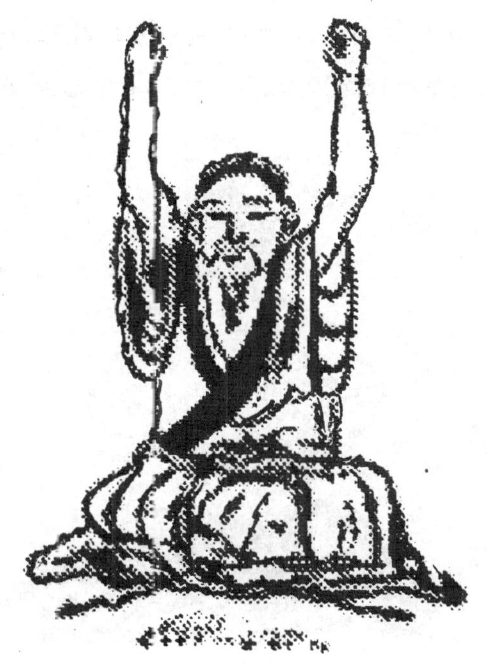

5) 배마후정문(背摩後精門, 신장기능 강화하기)

　허리 양 뒤쪽의 신장이 있는 부분을 정문(精門)이라 하는데 신(腎)은 선천적인 정(精)과 후천적인 정을 저장하여 각 장부와 지체의 모든 조직에 영양을 공급하고 지원하기 때문에 신장을 정문이라고 한다.

■ 방법

① 먼저 숨을 들이마셔 멈추고 양 손바닥을 비벼 뜨겁게 한 후

② 숨을 내쉬고 두 손을 뒤로 돌려 양 손바닥으로 신장 부위를 아래위로 서른여섯 번 문지르거나 가볍게 두드린다.

③ 문지른 후에 손을 모아 쥐어 손을 무릎 위에 놓고 숨을 들이쉬고 멈춘 상태에서 마음으로 좋은 기가 하단전으로 내려와서 뜨거워진다고 생각한다. 이를 여러 번 반복한다.

■ 효과

하초(下焦, 배꼽 밑의 하체)의 양기(陽氣)를 도와 하초의 냉기(冷氣)를 없애고 상초(上焦, 가슴 위의 상체)의 화기(火氣)를 내려 골고루 퍼지게 한다.

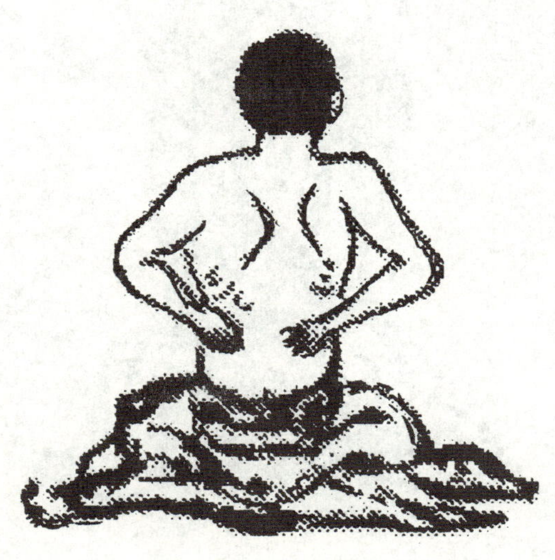

　우리 몸속의 숨어있는 기(氣)를 살리자

6) 좌 · 우녹로전(左右鹿盧轉, 좌우 바퀴 돌리기)과 쌍(雙)녹로전

녹로(鹿盧)란 기(氣)가 척추를 타고 올라가는 관문을 말한다.

■ 방법

① 좌 · 우녹로전은 왼손을 뒤로 돌려 신장 부위에 대고 고개를 숙인 후 왼쪽 어깨를 밖으로 36회 돌린 다음, 오른손으로 바꿔 우측 어깨를 36회 돌린다. 동작을 마치면 폐기(閉氣)하며 화기를 단전에 몰아넣는 호흡을 하며 정신을 가다듬는다.

② 쌍(雙)녹로전은 양손을 모두 허리 뒤로 돌려 양 신장에 대고, 양 어깨를 동시에 좌우로 36회 돌린다. 돌릴 때는 마음으로 단전의 뜨거운 기운이 척추를 따라 관문을 뚫고 올라가 주천(周天)한다고 생각하면서 호흡을 한다.

③ 좌우를 따로 하면 단(單)녹로라 하고 같이 하면 쌍(雙)녹로라 한다.

■ 효과

하초(下焦)의 양기(陽氣)를 도와 하부의 냉기를 없애고 상초(上焦)의 화기(火氣)를 끌어내려 골고루 퍼지기 하여 오십견 등 견비통을 풀어 준다.

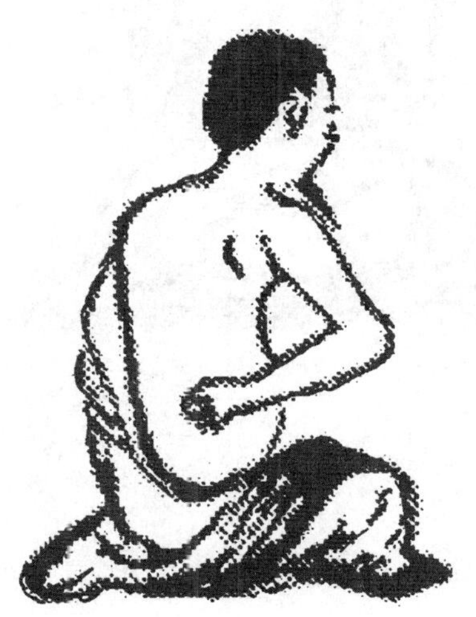

7) 차수쌍허탁〈叉手雙虛托, 양손 깍지 끼고 위로 뻗기〉

■ 방법

두 손을 깍지 끼어 머리 위로 손바닥이 위를 향하게 높이 추켜들었다가 내리고 다시 올리기를 9회 반복한다. 하늘을 떠밀어 올린다는 기분으로 높이 추켜든다. 이때 자세가 삐뚤어지지 않도록 주의해야 한다.

■ 효과

흉격(胸膈) 사이에 있는 나쁜 기운을 없애 준다.

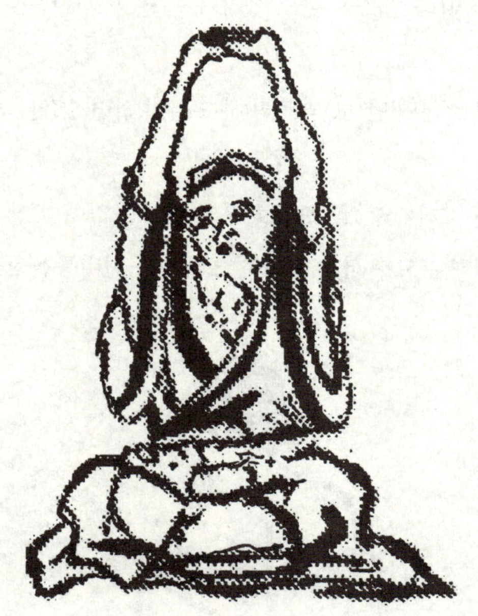

8) 저두반족빈(低頭攀足頻, 손 뻗쳐 발 잡기)

■ 방법

① 다리를 쭉 펴고 앉아서 허리를 구부려 두 손으로 발바닥 중심부를 잡아 끌어 당겼다가 다시 몸을 세운다. 이때 머리와 몸을 숙이면서 숨을 내쉬고 일으키면서 들이마신다.

② 이를 12회 반복한 후 반가부좌 자세로 앉는다. 이때 목구덩 속에서 물이 나오는 것 처럼 입 안에 침이 고인다. 만약 침이 고이지 않으면 혀를 휘저어 적룡교수혼 방법과 같이 신수를 모은다. 이렇게 생긴 신수(神水)는 적룡교수혼과 마찬가지로 아홉 번 삼킨다. 한 입에 세 번으로 나눠서 마시니 세 번 하면 아홉 번 삼키는 것이다.

■ 효과

심장 부위에 나쁜 기운을 없애 준다.

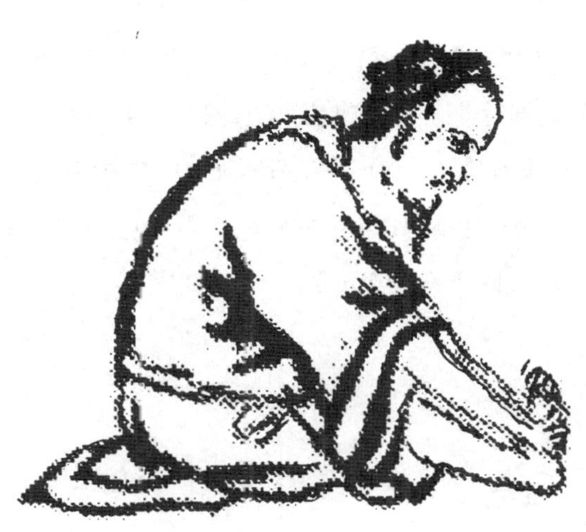

3. 십보법(十步法)

여기에 소개하는 10가지의 보법은 주로 전통무예(傳統武藝)에서 기본자세로 많이 사용하는데, 동물의 원시자연적인 동작을 기본으로 해서 만들었다. 이 십보법은 특히 소홀하기 쉬운 인간의 하체를 단련하는데 무리하지 않고 할수 있는 좋은 단련법이며, 경근(經筋)을 동시에 자극하므로 경락(經絡) 소통에도 도움을 준다. 인간은 상체보다 하체가 튼튼하여야 건강하고 장수할 수 있다.

이 십보법은 연이어서 부드럽게 호흡을 맞추어서 하는 것이 좋다. 호흡의 조정은 대개의 경우 몸의 바깥쪽으로 손과 발이 나갈 때에 숨을 내쉰다.

준비 자세로 자연스럽게 양발을 어깨너비로 벌리고 서서 양손은 하단전에 대고 척추를 항상 바로 세우고 연결 동작으로 하면 좋다.

어느 나라든지 그 나라와 민족을 지켜온 고유의 전통무술이 있다. 우리나라 전통 검술 무예 교본인 『조선세법(朝鮮勢法)』24세(勢)를 보면 인간과 그 생활주변의 동물들이 많이 등장하며 그 동물들의 특유의 움직임을 보고 효과적으로 방어하고 제압하는 데서 기본을 만들었다. 예컨데 표두세(豹頭勢), 봉두세(鳳頭勢), 호좌세(虎坐勢), 수두세(獸頭勢), 안좌세(雁坐勢), 참사세(斬蛇勢), 백사농풍세(白蛇弄風勢), 백원출동세(白猿出洞勢), 역린세(逆鱗勢), 탁탑세(托塔勢) 등이 좋은 예이다.

 우리 몸속의 숨어 있는 기(氣)를 살리자

1) 기마보(騎馬步) - 말

① 이 기마보 자세는 모든 운동에 있어서 기본이 되는 자세로 준비자세에
   서 양팔을 서서히 어깨 높이로 올려 앞으로 쭉 뻗는 동시에,

② 상체는 수직으로 유지한 채 무릎을 직각으로 굽힌다.

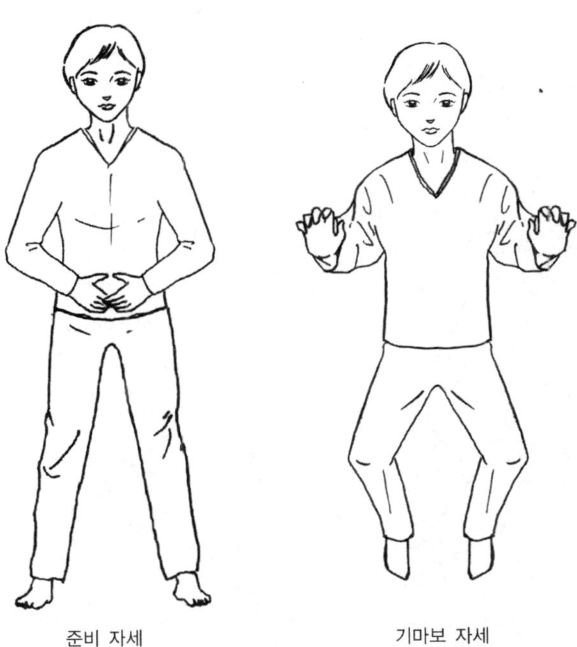

2) 등산보(登山步) – 호랑이

① 기마보 자세에서 왼발을 앞으로(2족장 정도) 내딛어 좌측 다리는 직각이 되게 구부리고, 우측 다리는 쭉 펴서 앞으로 숙인 자세를 취한다.

② 동시에 좌측 팔은 좌측 옆으로 바로 쭉 뻗고 우측 팔은 구부려서 이마 앞에 둔다.

③ 우측으로 뒤로 돌아서 우측 다리를 구부리고 좌측 다리는 쭉 펴서 반대 자세를 취한다.(뒤로 돌 때에는 항상 양팔을 교차하면서 자세를 바꾼다)

④ 역시 우측 팔은 우측 옆으로 펴고 좌측 팔은 구부려서 이마 앞에 둔다.

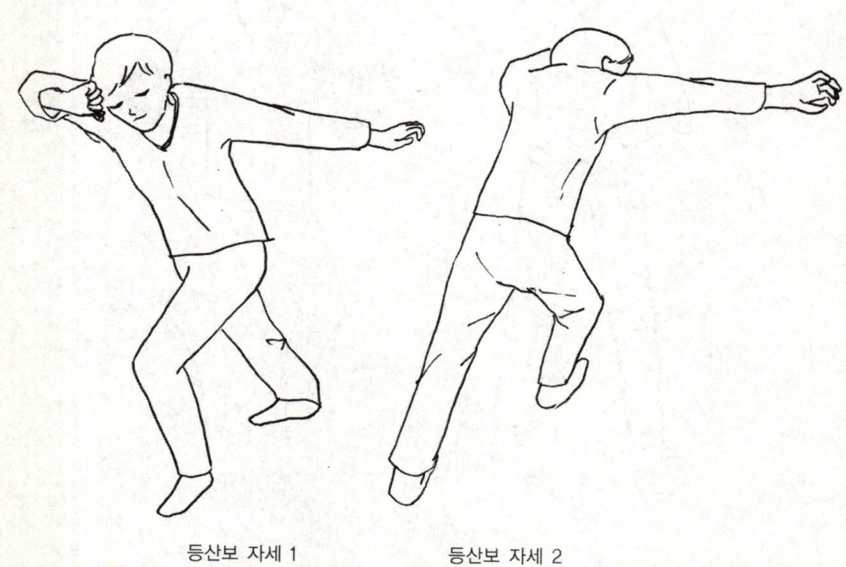

등산보 자세 1   등산보 자세 2

 우리 몸속의 숨어 있는 기(氣)를 살리자

3) 소등산보(小登山步) – 호랑이

① 등산보 자세에서 좌측으로 다시 뒤로 돌아 왼쪽 앞발은 직각이 되도록 굽히고 뒷다리(오른쪽 다리)는 무릎이 땅에 닿을까 말까 하면서도 땅에 닿지 않게 구부린다.

② 왼쪽 팔은 구부려서 이마 앞에 두고, 오른쪽 팔은 뒤쪽 즉 오른쪽 발을 향해서 아래로 편다. 시선은 고개를 돌려 오른쪽 손을 바라본다.

③ 다시 오른쪽으로 뒤로 돌아 역 자세를 취한다.

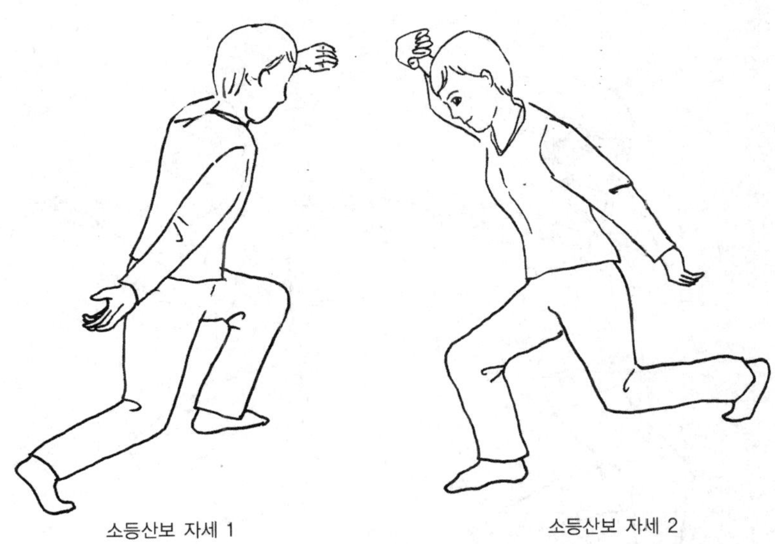

소등산보 자세 1 소등산보 자세 2

4) 반좌보(盤坐步) – 뱀

① 소등산보 자세에서 좌측으로 뒤로 돌아 왼발은 횡으로(발끝이 좌측 밖
으로 향하게) 딛고 왼무릎은 직각이 되게 하고, 오른무릎도 많이 굽힌
다.

② 이 때 오른발은 발뒤꿈치를 들어 발의 앞 끝으로 디디면서 무릎이 땅에
닿지 않도록 굽히며 허리는 바로 세우고, 뱀이 혀를 움직이듯이 몸통을
좌측으로 틀면서 좌우 양손도 함께 좌측으로 향하여 부드럽게 움직인
다(좌측 손이 위로 하고 우측 손이 밑으로 상하로).

③ 역시 우측으로 뒤로 돌아 역 자세를 취한다.

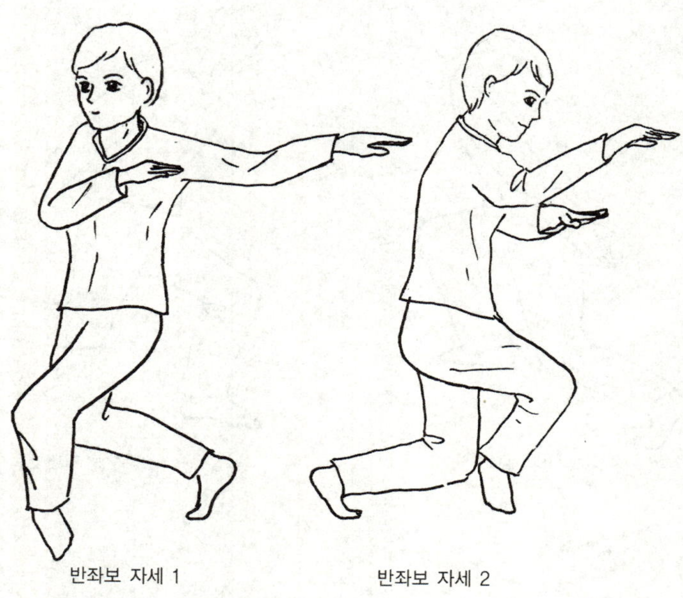

반좌보 자세 1   반좌보 자세 2

  우리 몸속의 숨어 있는 기(氣)를 살리자

5) 백학독립보(白鶴獨立步) – 학

① 반좌보 자세에서 일어나면서 좌측 다리를 직각이 되도록 높이 들어서
  무릎을 구부리고 우측 다리로만 선다. 학이 한쪽 다리를 들고 있는 자
  세다.

② 양팔은 양어깨 위로 펴 올려서 학이 날개를 편 듯한 자세를 취한다.

③ 다음은 좌측 다리를 땅에 딛고 뒤로 돌아서 우측 다리를 들어 올려 역
  자세를 2~3분씩 교대로 취한다.

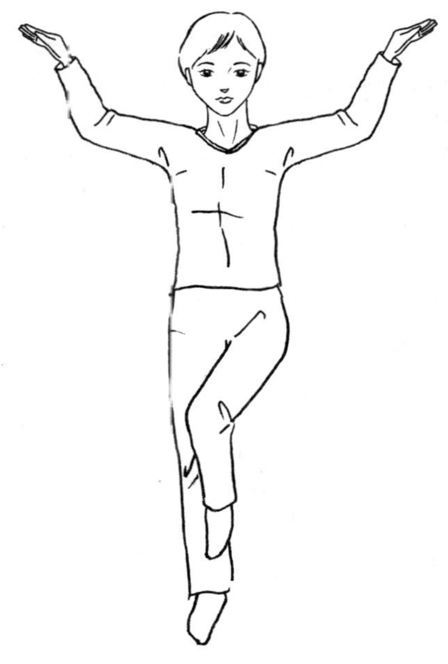

백학독립보 자세

6) 단탑보(短塔步) – 탑

① 백학독립보 자세에서 우측 발을 내려놓으며 좌측 다리를 옆으로 2족장
   정도 벌려 쭉 뻗고 우측 다리는 약간 구부린다.

② 왼손은 앞으로 내밀고 오른손은 구부려서 복부 앞에 둔다.

③ 다시 뒤로 돌아 역 자세를 취한다. 이 자세는 하체의 균형과 외부의 침
   입으로부터 방어하는데 도움이 된다.

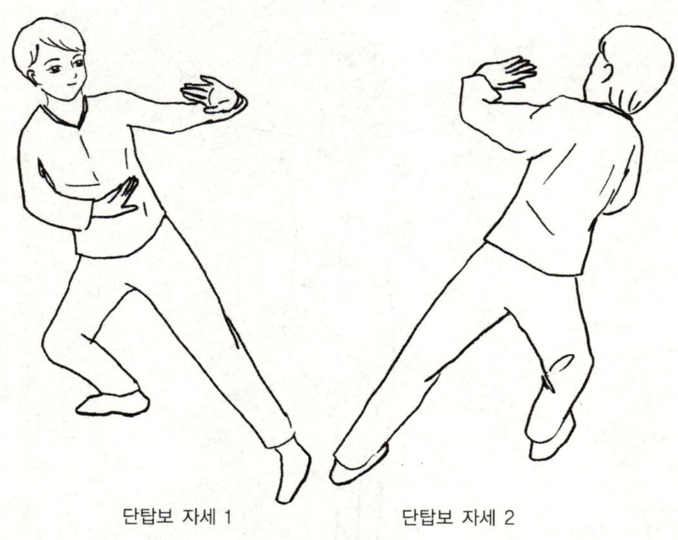

단탑보 자세 1   단탑보 자세 2

 우리 몸속의 숨어 있는 기(氣)를 살리자

7) 평사낙안보(平沙落雁步) – 기러기

① 좌측 다리를 옆으로 3족장 정도 넓게 벌려 쭉 뻗고 우측 다리는 구부려 자세를 낮추어 전체 몸의 자세가 사선으로 쭉 뻗도록 한다.

② 왼손은 왼발 쪽으로 오른손은 머리 위쪽으로 쭉 뻗어 펼친다.

③ 다시 방향을 바꿔서 역 자세를 취한다.

이 자세는 기러기가 줄지어 앉는 모습을 비유한 것이다.

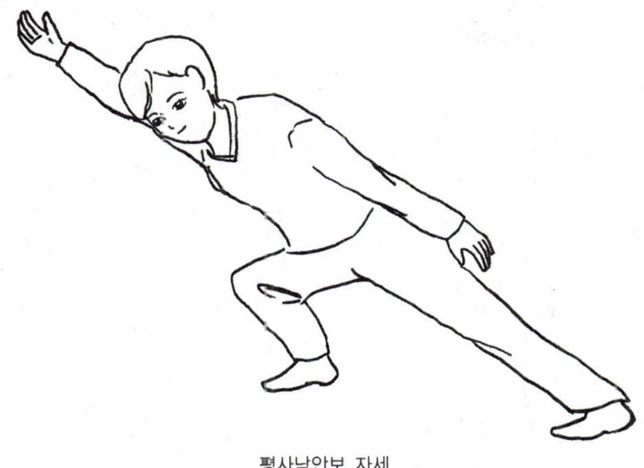

평사낙안보 자세

8) 한계보(悍鷄步) - 싸움 닭

① 양발을 어깨너비로 벌리고 선 자세에서 왼발이 1족장 앞으로 나가서
   엄지발가락 끝(발앞꿈치)을 땅에 살짝 대고 양 무릎을 약간 구부린다.
   이때 체중은 모두 뒤쪽 우측 다리에 실린다.

② 왼팔은 구부려 복부 앞으로 오른팔은 구부려서 이마 앞에 둔다.

③ 다시 뒤로 돌아 역 자세를 취한다.

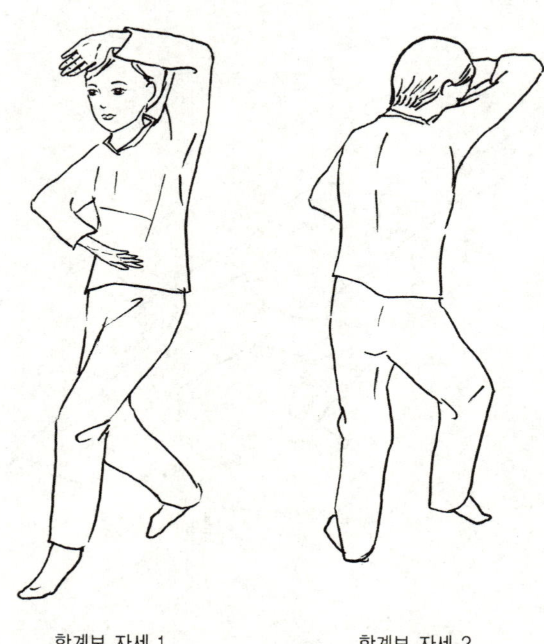

한계보 자세 1   한계보 자세 2

 우리 몸속의 숨어 있는 기(氣)를 살리자

9) 칠성보(七星步) – 사마귀

① 양발을 어깨너비로 벌리고 선 자세에서 왼발을 앞으로 한발 나가서 발 뒤꿈치를 땅에 살짝 대고 우측 다리만 약간 구부리는데 이때에도 체중은 우측 다리에만 실린다.

② 양팔은 함께 왼쪽으로 흩하게 튼다.

③ 다시 뒤로 돌아 역 자세를 취한다.

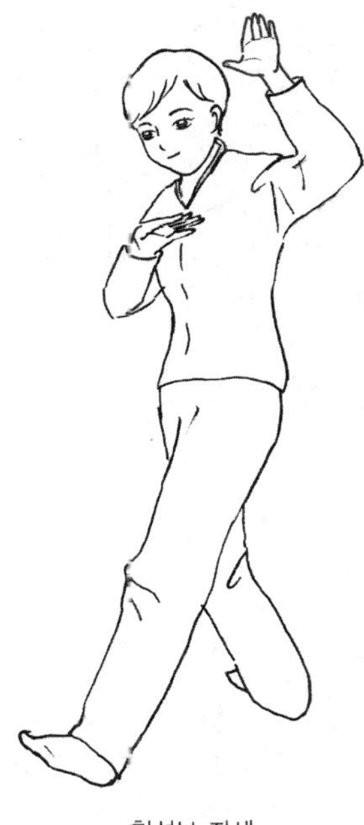

칠성보 자세

10) 사륙보(四六步) - 사람

① 양발을 어깨너비로 벌리고 선 자세에서 왼발이 앞으로 한발 나아가 양
쪽 무릎을 다 구부린다. 이때 몸무게는 앞쪽 다리에 4/10, 뒤쪽 다리에
6/10이 실리도록 한다.

② 왼팔은 구부려서 가슴 앞에 오른팔은 구부려서 복부 앞에 둔다.

③ 다시 뒤로 돌아 역 자세를 취한다.

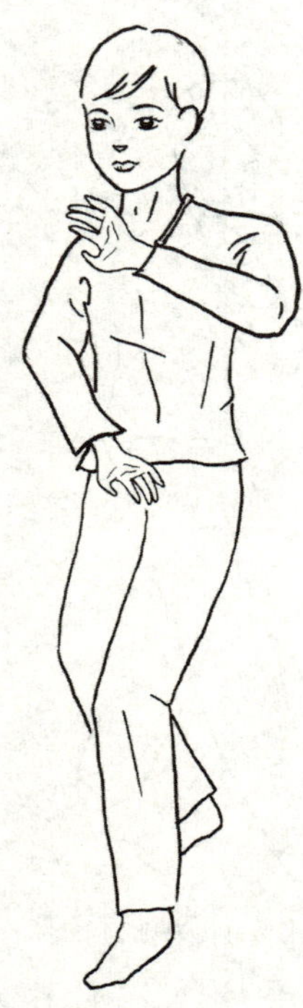

사륙보 자세

 우리 몸속의 숨어 있는 기(氣)를 살리자

4. 기공체조(氣功體操)

여기에 소개하는 기공체조의 전·후편은 현재 요가, 단, 국선도 등에서 많이 수련하고 있는 것 중에서 가장 기본적이고 중요한 것만 간추려 보았다. 누구나 어디서나 쉽게 할 수 있어야 하며 어려운 동작이나 자신의 신체조건에 무리하지 않은 범위 내에서 행하여야 한다. 무리가 따르면 하지 않은 것만 못하기 때문이다. 이 기공체조는 신체 주요 부위를 운동 부족으로부터 단련시켜 노화와 질병을 예방하고 활력이 넘치는 몸을 유지할 수 있다. 옛 도인들도 이 기공체조를 꾸준히 생활화하면 인체의 백절(百節) 만규(萬竅)를 부드럽게 하고 소통을 원할케 하여 정신도 영롱해져 선비들의 글공부에도 많은 도움이 되고 자기도 모르는 사이에 체질이 개선, 강화된다고 믿었다.

이 기공체조의 전편은 대부분이 방바닥 같은데서 앉아서 하는 동작이고, 후편은 주로 바닥에 누워서 하는 동작으로 구분하였다. 여기 소개하는 이 동작을 처음부터 끝까지 매일 실행하면 더할 나위 없이 좋지만, 상황에 따라서는 일부 동작만 선택하여 할 수도 있다. 예를 들자면 사무실이나 혹은 방에서 취침 전후에 간단히 하기 쉬운 몇 가지 동작을 선택하여 실행하여도 기혈의 소통과 순환을 도와 피로가 풀리고 건강에 많은 도움이 될 것이다. 일제 36년간 오랜 세월을 겨우 돋하나 움직일 수 있는 좁은 공간에서 옥고를 치른 노독립투사들이 건강을 나름대로 지켜온 비결도 여기에 소개하는 기공체조에 큰 도움을 받았다고 말하는 분들이 많다.

사람은 태어날 때부터 타고난 본래의 자기 몸에 대한 치유력을 가지고 태어났다. 이는 사람뿐 아니라 동물도 같다. 짐승이 몸에 상처가 났을 때 혀 끝으로 상처부위를 핥아주면 상처가 저절로 낫는다.

한마디로 자기 몸의 병을 치유하는 것은 의사나 약이 아니라 어디까지나 자기 몸속의 기를 살려내 신체의 활기에 의해서 스스로 치료되는(自療) 것이다. 단지 의사와 약은 전문 분야별로 치료를 도와주는 역할을 한다. 그러나 이 기공체조는 모든 사람에게 아무런 부작용 없이 다 통용되는 것이다. 백약보다도 더 신체의 활기를 불어넣어 주는 활력소인 동시에 자기 몸을 지키는 마지막 파수꾼이다.

이 기체조는 신체의 근육을 단련, 강화시키는데 있는 것이 아니고 무엇보다도 ①기혈의 순환과 ②관절 부위와 인대 등의 유연성 확보 ③신체 전체적으로 부조화의 방지 그리고 나아가 위와 장기 그리고 대사계통의 질병과 폐와 호흡기 계통의 질병의 예방에 효과가 크다. 목이나 어깨가 늘 뻐근하고 오십견 등이 있는 사람도 쉽게 치유할 수 있다. 하복부와 지체에 축적된 지방질을 분해하여 비만의 치유에도 탁월한 효과가 있다.

이 기공체조에서 유의할 것은 자기의 신체조건에 맞게 무리하지 말고 천천히 익혀 나갈 것이며 약하거나 불편한 부위가 있으면 그 부위를 자주 필요에 따라서 집중적으로 수련을 쌓아가면 매우 효과적일 수 있다. 또 정신을 모으고 호흡에 맞추어 하여야 한다. 그리고 그 효과에 대하여 스스로 확신을 가져야 한다.

『활인심방』(活人心方)에도 심신수련을 함에 있어서 어떤 자세나 동작을 오래 하면 오히려 기(氣)가 쇠해지고 건강에 나쁘다고 주의를 환기하고 있다. 너무 오래 앉아 있으면 비위가 약해지고(久座傷脾), 너무 누워 있으면 폐가 상하고(久臥傷肺,), 너무 오래 서 있으면 신장에 해롭고(久立傷腎), 너무 오래 걸으면 간에 해롭고(久行傷肝), 너무 오래 책이나 사물을 보면 심장이 나빠진다(久視傷心). 따라서 모든 작업이나 공부나 특히 컴퓨터 등도 한 시간 정도 하고 좀 쉬었다 간단한 기체조로 몸을 풀어 주고 중간에 명상시간을 가졌다가 다시 정신을 집중하여 하는 것이 좋다. 기공체조는 전·후편으로 나누어 전편은 주로 앉거나 서서 하는 것이 대부분이고 후편은 주로 누워서 한다. 그러나 사무실 등에서는 의자나 보조기구를 이용하여 해도 좋다.

 우리 몸속의 숨어있는 기(氣)를 살리자

1) 전편(前篇)

(1) 척추 허리 풀기

■ 요령

양발을 어깨너비로 벌리고 서서 양팔을 들며 몸통을 뒤로 젖히면서 숨을 들어 마시고, 다시 앞으로 숙이며 숨을 내쉰다. 3회 반복한다. 이어서 양손을 허리에 짚고 허리를 좌측에서 우측으로 3회 회전한 다음, 다시 방향을 바꿔 우측에서 좌측으로 3호 회전한다. 허리를 돌릴 때 숨을 단전 깊숙이 들여 마시고 멈춤 상태에서 하면 더 효과적이다.

■ 효과

① 운동을 시작하기 전에 가장 기초가 되는 동작으로서 경직된 근육을 풀어주고 몸을 유연하게 한다.

② 경추, 척추, 요추, 견갑골, 선골, 고관절 등을 부드럽게 해 준다.

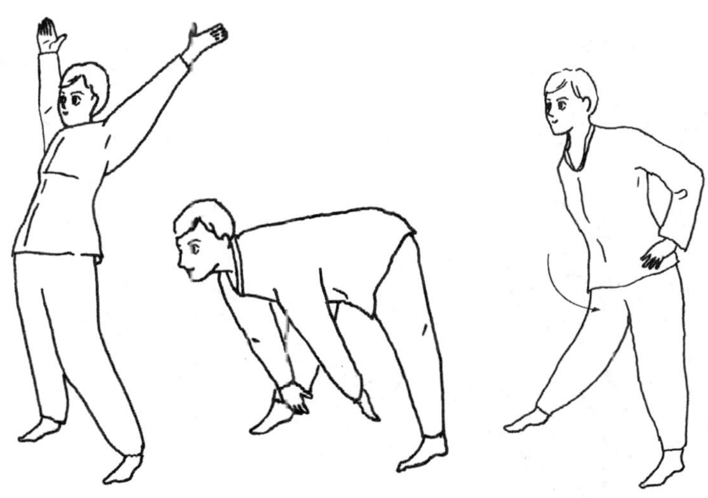

(2) 발목운동

■ 요령

자리에 앉아서 양손은 뒤로 하여 손가락으로 바닥을 짚고 양발을 모아 앞으로 쭉 뻗는다. 이 때 척추는 반듯이 세우고 가슴을 펴고 머리와 목도 반듯이 세운다. 이 상태에서 발목을 앞으로 쭉 숙였다가 뒤로 젖히는 동작을 3회 반복한 다음, 양발을 그대로 붙인 채 발목을 좌에서 우로, 우에서 좌로 각 3회를 돌린 다음 양발을 마주 쳐 자극을 준다. 이어서 양발을 쭉 뻗은 대로 앉아서 양손바닥으로 양다리와 허리, 어깨 등을 가볍게 툭툭 쳐서 두드려 준다.

■ 효과

① 발가락과 발목 관절을 부드럽게 하고 아킬레스건(腱)을 강화시킨다.

②. 긴장해소와 다리, 발목 등의 신경통에 효과적이다.

③ 경직된 몸의 각 부분을 풀어 주어 기혈의 순환을 순조롭게 해 준다.

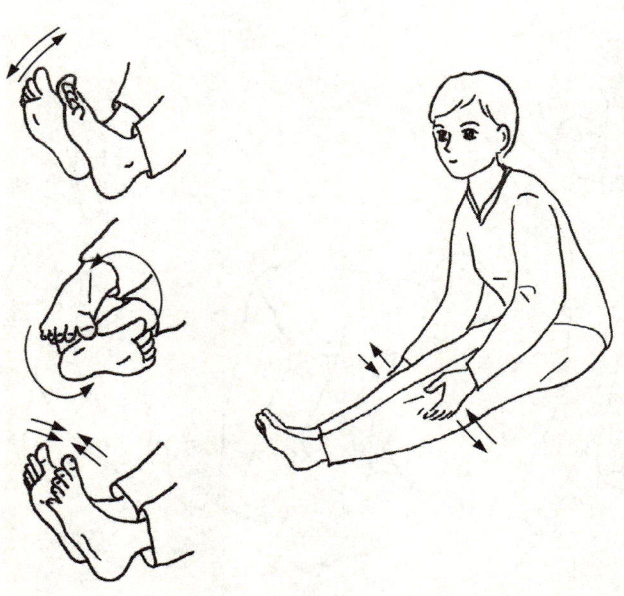

 우리 몸속의 숨어 있는 기(氣)를 살리자

(3) 머리 · 얼굴의 경혈 자극하기

■ 요령

양 손바닥을 열이 나도록 비벼서 얼굴 전체를 골고루 문지른 다음 중지로 백회, 상성혈을 자극주고, 양 중지를 검지 손톱 위에 포개어서 검지로 객주인 혈과 태양혈을 눌러서 자극을 주고, 이어서 정명, 승읍, 사백, 수구, 승장, 이문, 청궁, 청해혈을 차례로 자극을 준다(각 혈의 위치는 뒤에 상술). 이어서 양 손의 엄지와 검지로 양 귀를 양면에서 눌러 잡고 골고루 자극을 주면서, 윗니와 아랫니를 맞부딪쳐 고치법, 적룡교수혼, 파천주를 교대로 한다.

오른손 엄지로 아문혈을 자극 주고, 양손 엄지로 완골, 풍지, 천주혈을 차례로 자극을 준다. 이어서 양손바닥으로는 귀를 막고 중지 위에 검지를 포개어 올려놓고 튕겨서 뇌호혈을 자극 준다. 이어서 양 열 손가락으로 두피를 골고루 두들겨서 두피를 자극한다. 이는 머리를 맑게 하고 뇌운동에 큰 도움이 된다. 맨 손(혹은 손톱 끝)으로 머리를 쓰다듬어 넘기거나 두터운 빗으로 자주 빗질을 하는 것도 머리 부분의 기혈순환에 큰 도움을 준다.

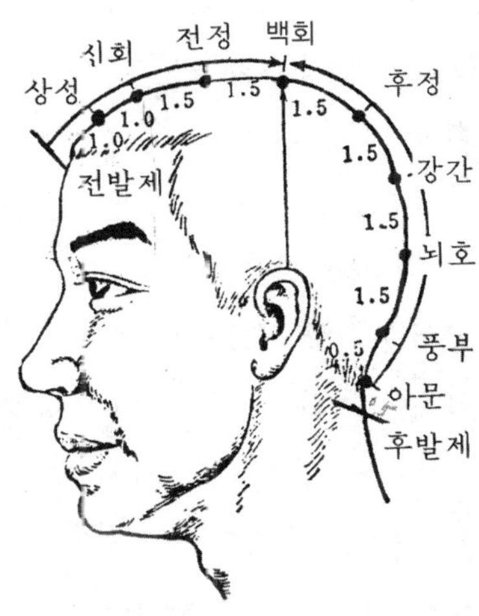

■ 효과

① 두통, 편두통, 치통, 귀 울림의 치료와 예방에 도움을 준다.

② 안면신경마비, 뇌성마비, 뇌졸중 등의 치료와 예방에도 효과가 있다.

③ 신경성 질환, 불면증 등에 효과가 있다.

④ 두부의 피로 회복 및 혈액 순환을 촉진한다.

⑤ 고치(叩齒)를 함으로써 잇몸 및 치아를 튼튼히 한다.

⑥ 특히 머리 부분의 자극은 두통, 현기증, 고혈압, 뇌혈관 질환, 불면증, 이명증, 실어증, 정신불안, 신경증 등에 효과가 있으며, 머리 부분의 기혈 순환을 도와줌으로써 뇌의 신경 세포를 자극하여 몸 전체에 좋은 영향을 준다. 각 혈의 효과에 대하여는 각 혈의 대목에서 참조하기 바란다.

(4) 상지 자극하기

■ 요령

이어서 오른손 검지, 중지, 약지를 모아서 왼쪽 어깨의 견정혈 자극을 주고, 다음 오른손 엄지로서 왼쪽의 곡지혈, 수삼리혈을 눌러서 자극한다. 다시 오른 손바닥으로 왼 손등을 감싸 쥐고 오른손 엄지로 왼손 합곡혈을 자극한다. 이어서 오른손으로 왼쪽 손목을 잡고 왼 손목을 좌측으로 8회 회전하고, 다시 우측으로 8회 회전시킨다.

다음은 손을 바꾸어서 왼손으로 오른쪽 어깨의 견정혈을 자극 주고, 왼손 엄지로 오른쪽 곡지혈, 수삼리혈을 자극한다. 다시 왼 손바닥으로 오른 손등을 감싸 쥐고 왼손 엄지로서 우측 합곡혈을 자극한다. 역시 왼손으로 우측 손목을 잡고 우측 손목을 좌측으로 8회 우측으로 8회 회전시킨다.

■ 효과

① 오십견, 견비통, 팔 저림 등에 좋으며 어깨와 팔의 피로를 풀어 준다.

② 그외 효과는 각 혈의 효과를 참조하기를 바란다.

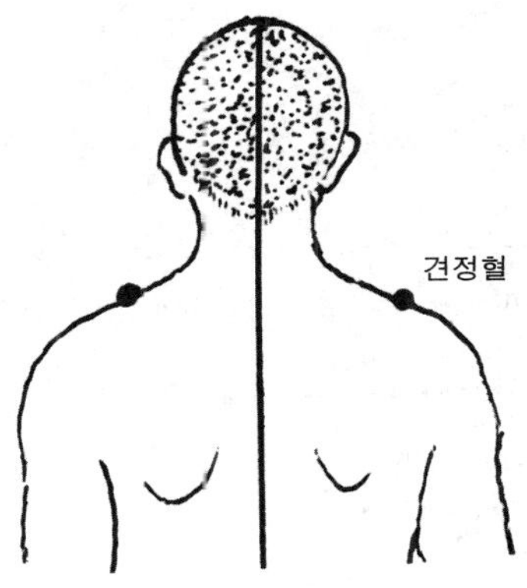

견정혈

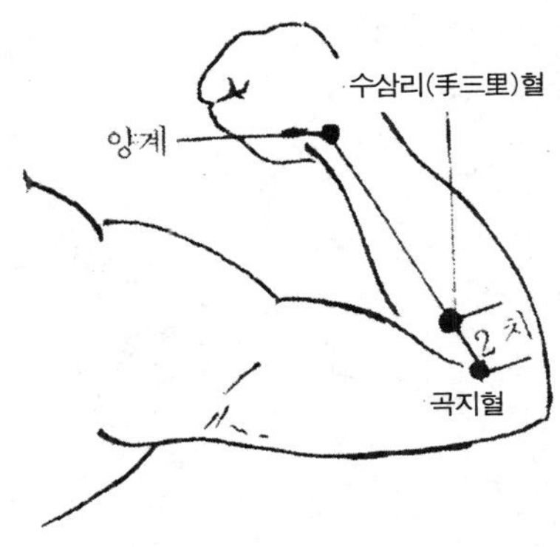

수삼리(手三里)혈
양계
2치
곡지혈

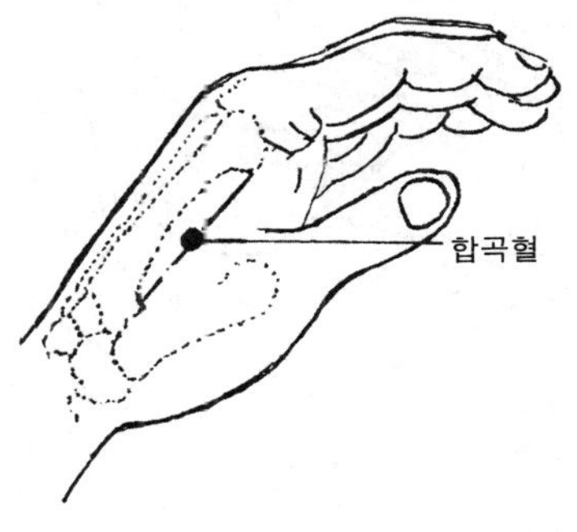

합곡혈

(5) 발가락 관절운동

■ 요령

오른발은 앞으로 쭉 뻗고 왼발을 굽혀서 우측 대퇴부 위에 올리고, 왼손으로 왼쪽 발목을 잡고 오른손으로 왼쪽 발가락을 감싸 쥐고 뒤로 젖혔다가 앞으로 젖히는데, 이때 발가락과 발목을 동시에 젖혔다가 편다. 이를 3회 실시한다. 이어서 발목을 위에서 아래로, 오른쪽에서 왼쪽으로 3회 회전시키고 반대 방향으로 3회 회전시킨다.

■ 효과

① 발가락 관절과 발목 관절을 유연하게 하며 강화시켜 등산이나 운동할 때 쉽게 삐지 않는다.

② 발과 다리의 혈액순환을 촉진하고 다리의 냉증, 다리에 쥐가 나는 현상 등 마비를 예방한다.

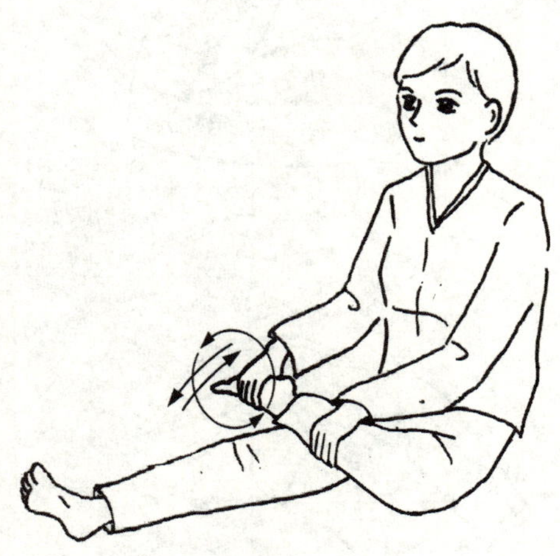

(6) 용천·삼음교 누르기

■ 요령

위와 같이 왼발을 우측 대퇴부 위에 올린 자세에서 양손의 엄지로 용천혈을 짚고 숨을 내쉬면서 힘껏 누르고 들이쉬면서 푼다. 3회 반복한다. 그 다음에 역시 양손의 엄지로 삼음교혈을 짚고 같은 방법으로 눌러서 3회 자극을 준 다음 장단지를 주물러서 근육을 풀어 준다.

■ 효과

① 용천혈은 신경(腎經)에 소속된 혈로서 신장 기능을 강화시킨다.

② 삼음교혈은 비경, 신경, 간경 등 세 개의 음경(陰經)이 교차하는 혈로 중요한 혈이기 때문에 간장과 신장 및 비장에 좋은 영향을 준다.

③ 다리의 냉증, 마비, 신경통 그리고 동맥경화, 생식기 계통의 질병예방에 효과가 있으며 두통, 고혈압, 저혈압에도 효과적이다.

④ 여성의 생리 불순과 그 조절에 효과적이다.

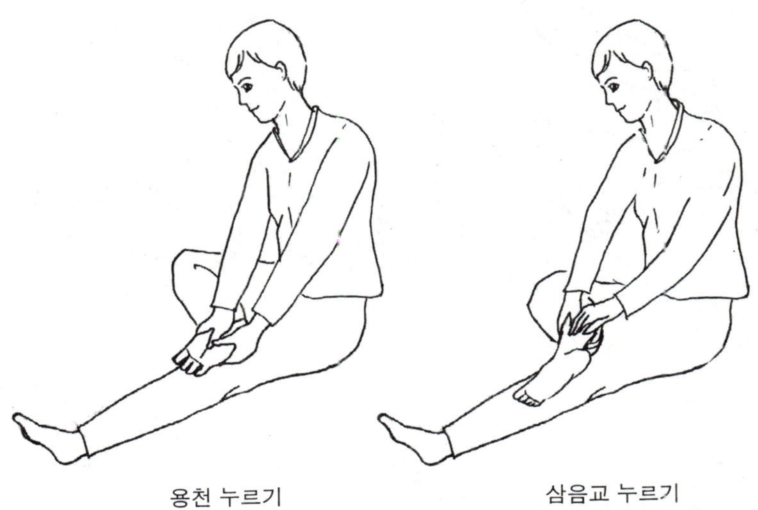

용천 누르기   삼음교 누르기

(7) 발끝잡고 무릎누르기

■ 요령

위와 같이 왼발을 오른쪽 대퇴부 위에 올린 자세에서 오른손으로 오른쪽 발가락 끝을 감싸 쥐고 왼손은 왼쪽 무릎을 누르는 동시에 오른발 끝을 위로 당겨 상체를 숙였다 일어나는 동작을 3회 반복한다. 숨은 상체를 숙이며 들이 마시고, 일으키면서 내쉰다.

■ 효과

① 고관절, 골반, 대퇴골, 선골을 강화시킨다.

② 아킬레스건을 강화시킨다.

③ 수족의 냉증, 다리마비 등에 예방과 치료효과가 있다.

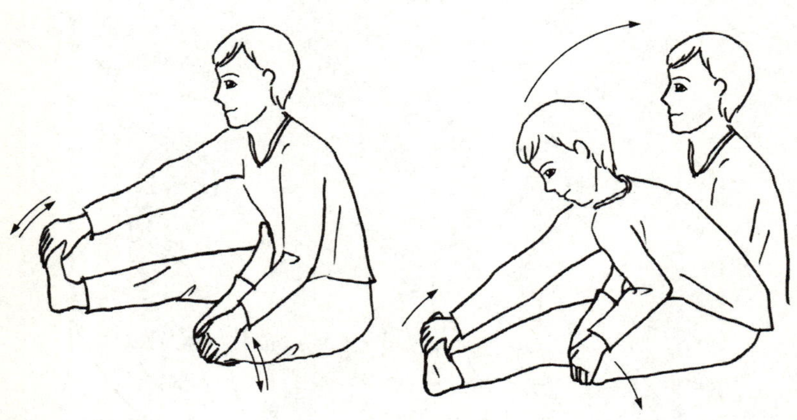

(8) 상체 숙였다가 몸들기

■ 요령

왼발을 오른쪽 대퇴부 위에 올린 자세에서, 양손을 앞으로 깍지 끼고 앞으로 최대한 숙여서 오른쪽 발바닥을 잡고 좌우로 흔들었다가 깍지를 풀고, 양손을 뒤로 하여 손가락으로 바닥을 짚고 상체를 들어올린 후에 발꿈치를 중심으로 좌우로 흔든다. 이를 3회 반복한다.

이어서 발을 바꿔서, 즉 왼쪽 발을 앞으로 쭉 펴고 오른발을 좌측 대퇴부에 올려놓은 자세를 취하고 발가락 관절운동, 용천, 삼음교 누르기, 발끝 잡고 무릎누르기, 상체 숙였다가 몸들기를 한다.

■ 효과

① 대퇴근, 아킬레스건을 강화시키며 수족의 혈액순환을 촉진시킨다.

② 선골, 고관절를 부드럽게 한다.

③ 신장, 방광 기능을 강화시키며 정력이 왕성해진다.

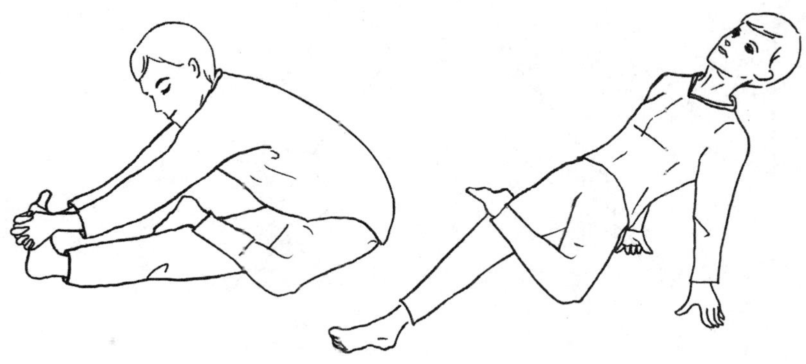

(9) 양손 뒤로 짚고 몸들기

■ 요령

양발을 좌우로 넓게 벌리고 앉아서 양손으로 대퇴부를 툭툭 두드려서 근육을 풀어준다. 그리고 양손을 뒤로 하여 손가락으로 바닥을 짚고 양 발목을 앞으로 숙이면서 몸 전체를 들어올린다. 3회 반복한다

■ 효과

① 다리의 근육 및 전신의 근골(筋骨)을 강화시킨다.

② 대퇴부 근골을 부드럽게 하고 혈액순환을 촉진시킨다.

③ 간장, 신장의 기능을 강화하고 혈액순환을 촉진시킨다.

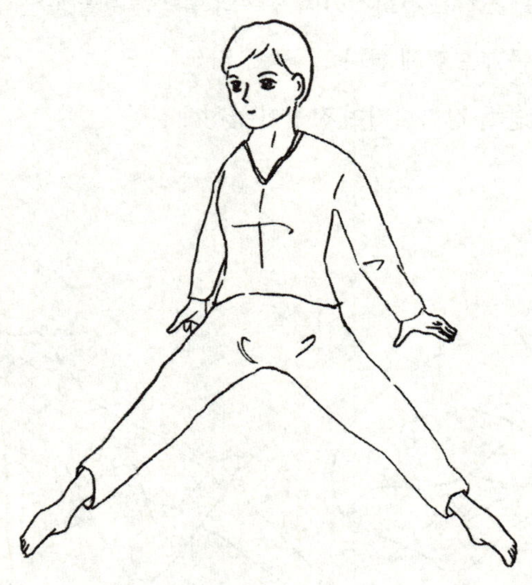

 우리 몸속의 숨어 있는 기(氣)를 살리자

(10) 몸통틀기

■ 요령

양발을 좌우로 넓게 벌리고 앉은 자세에서 상체를 좌측으로 틀면서 동시에 양손 역시 좌측 뒤로 짚으면서 몸을 틀었다가 다시 우측으로 틀면서 양손을 우측 뒤로 짚는다. 3회 반복한다. 이때 허리를 가능한 펴서 등이 구부러지지 않게 한다.

■ 효과

① 경직된 허리와 다리의 근육을 풀어 주어 유연하게 한다.

② 척추와 허리의 기능을 강화한다.

③ 요통, 치질, 대장질환에도 좋다.

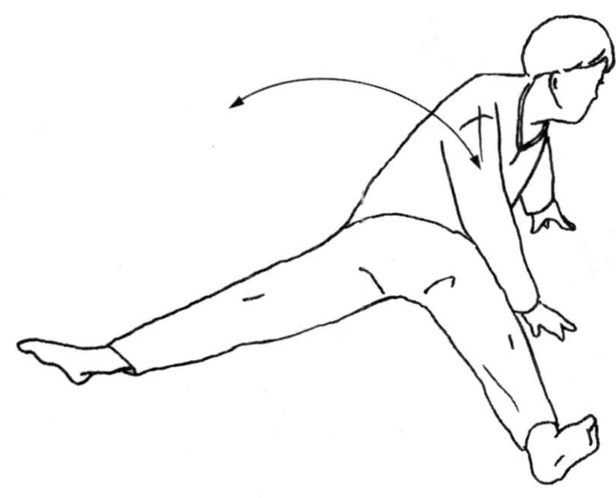

(11) 뒤로 깍지끼고 좌우로 굽히기

■ 요령

양발을 옆으로 넓게 벌리고 앉은 자세에서 양손은 뒤로 돌려 깍지를 끼고 몸통을 좌측 무릎 쪽으로 숙이며 깍지 낀 손을 뒤로 높이 들었다가 몸을 세운다. 다시 방향을 바꿔서 우측 무릎 쪽으로 숙였다가 세우는 동작을 3회 반복한다.

■ 효과

① 신장 기능을 강화하고 허리를 유연하게 한다.

② 장의 혈액순환을 촉진하고 간장, 비장의 노화를 방지한다.

③ 복부 옆구리 지방 제거 효과가 있다.

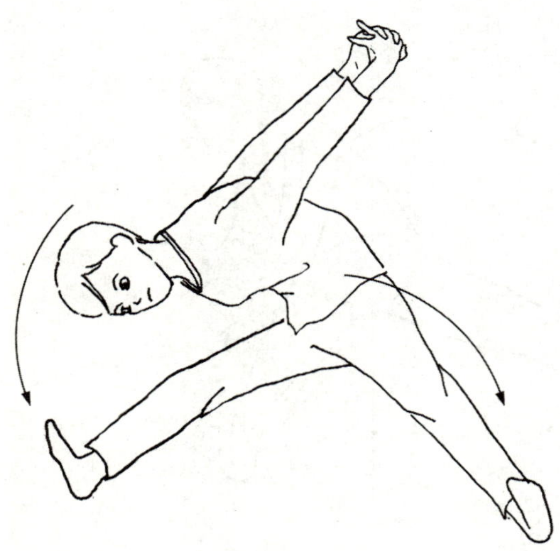

(12) 뒤로 깍지 끼고 앞으로 굽혔다가 제치기

■ 요령

양발을 옆으로 벌리고 앉은 자세에서 양손을 뒤로 하여 깍지를 끼고 양손을 뒤로 높이 들면서 몸통은 가슴이 바닥에 닿도록 앞으로 숙였다가 다시 상체를 세우고 좌우로 흔든다. 3회 반복한다.

■ 효과

① 허리를 유연하게 한다.

② 장의 기능을 강화하고 복부 비만에 좋다.

③ 견비통에 효과가 있다.

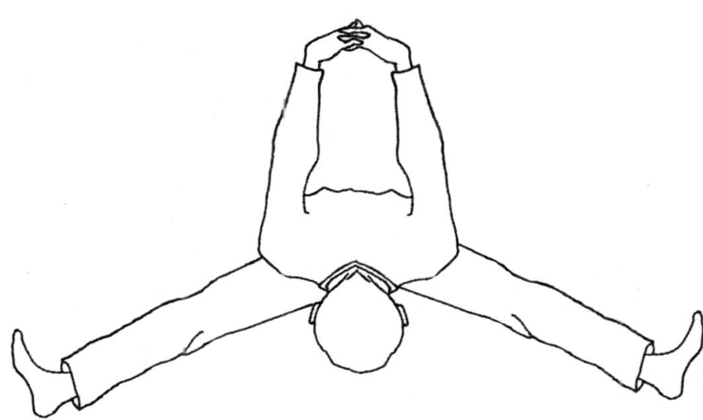

(13) 상체 좌우로 굽히기

■ 요령

양발을 쭉 뻗어 옆으로 넓게 벌리고 앉은 상태에서 양손을 깍지 낀 다음 몸을 좌측 발 쪽으로 숙이면서 양손으로 좌측 발을 잡는다. 다시 방향을 바꾸어 우측으로 같은 동작을 한다. 3회 반복. 이때 무릎이 굽혀지지 않도록 한다.

■ 효과

① 고관절, 대퇴골, 선골을 부드럽게 한다.

② 요추를 강화시킨다.

③ 간장, 신장의 기능을 증진시킨다.

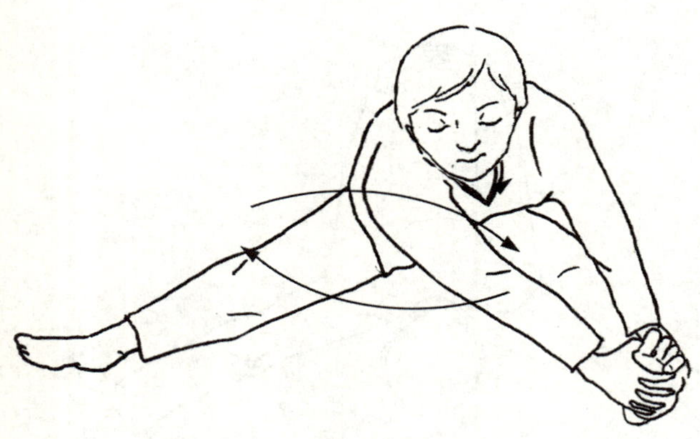

  우리 몸속의 숨어 있는 기(氣)를 살리자

(14) 상체 앞으로 굽히기

■ 요령

역시 양발을 옆으로 넓게 벌리고 앉은 상태에서 양손을 옆으로 넓게 벌려 양 발목 부위에 대면서 동시에 가슴이 땅에 닿도록 상체를 앞으로 숙였다가 다시 상체를 세워서 양손을 뒤르하여 손가락으로 바닥을 짚고 몸 전체를 들어 올려 발꿈치를 중심으로 좌우로 흔든다. 3회 반복. 이때 등과 무릎을 쭉 편다.

■ 효과

① 고관절, 대퇴골, 선골을 부드럽게 하고 요추를 강화시킨다.

② 골반을 펴주고 유연하게 하며 좌골 신경통을 예방한다.

③ 간장, 신장의 기능을 증진시킨다.

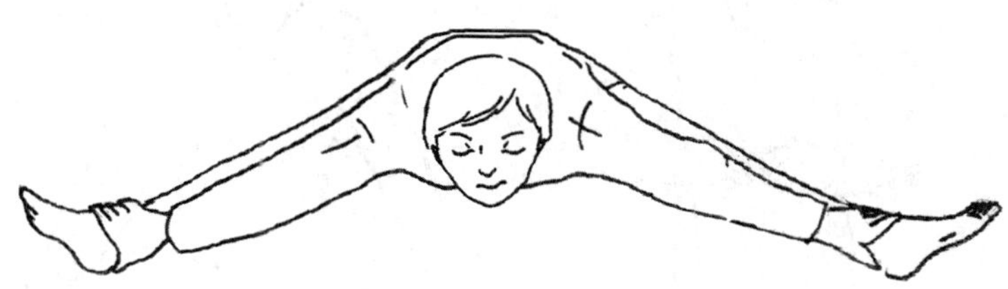

(15) 무릎누르기

■ 요령

양다리를 앞으로 모아 세우고 나서 양손으로 양무릎을 동시에 눌러서 무릎이 바닥에 닿도록 누른 다음 다시 무릎을 세우는 동작을 3회 반복한다.

■ 효과

① 골반 밑 고관절을 유연하게 한다.

② 신장, 방광의 기능을 강화시킨다.

③ 월경불순 등 여성 생식기 질환의 예방과 치료에 효과가 있다.

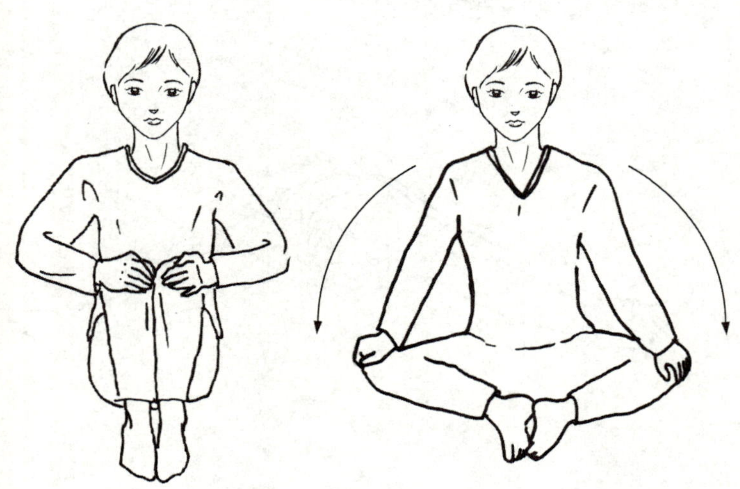

 우리 몸속의 숨어 있는 기(氣)를 살리자

(16) 발끝잡고 굽히기

■ 요령

양 발바닥을 마주 다고 앉아서 양손으로 발끝을 잡아 안쪽으로 바짝 당기고 척추를 바로 세운 후에 상체를 앞으로 숙였다가, 다시 상체를 세우면서 목을 뒤로 젖혀 갑상선 기관지에 자극을 준다. 앞을 보고 숙이기를 2회 반복한 후, 다시 고개를 좌측으로 돌리면서 숙였다가 세우고, 다음엔 고개를 우측으로 돌리면서 숙였다가 곰을 세운다.

■ 효과

① 척추를 바르게 하고 기혈의 순환을 촉진시킨다.

② 목과 갑상선 기관지를 강화시킨다.

③ 신장, 방광의 기능을 강화시킨다.

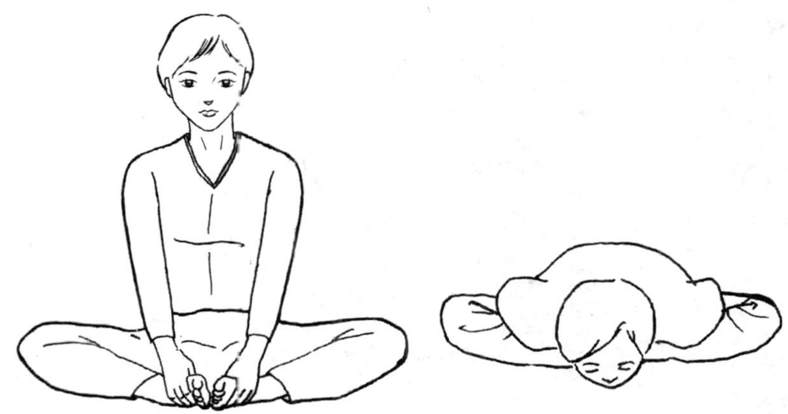

(17) 가부좌 상체돌리기

■ 요령

결가부좌를 한 다음에 양손은 양무릎 위에 올려놓고 허리를 중심으로 몸통을 좌측에서 우측으로 3회, 다시 방향을 바꾸어 우측에서 좌측으로 3회 돌린다.

■ 효과

① 허리를 유연하게 하고 골반을 안정되게 한다.

② 소장, 대장, 신장, 방광의 기능을 강화시킨다.

③ 좌골, 선골, 고관절을 유연하게 한다.

④ 요통을 예방해 준다.

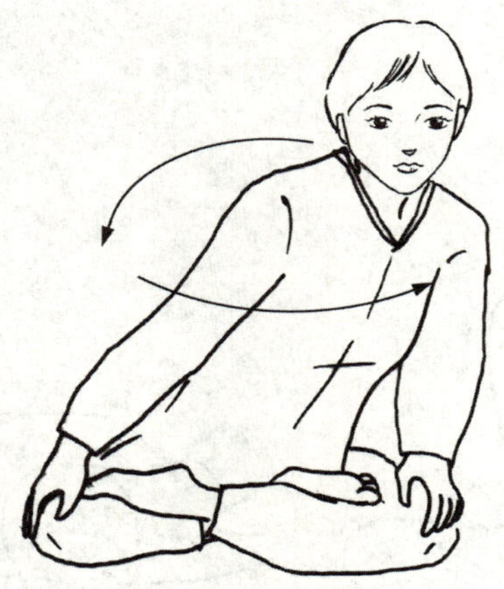

(18) 가부좌 몸통틀기

■ 요령

결가부좌 자세에서 몸통을 좌측으로 트는 동시에 양손도 함께 좌측 바닥을 가볍게 짚는다. 다시 우측으로 틀어 준다. 3회 반복한다.

■ 효과

① 허리의 군살을 없애고 허리를 유연하게 한다.

② 신장 기능이 좋아진다.

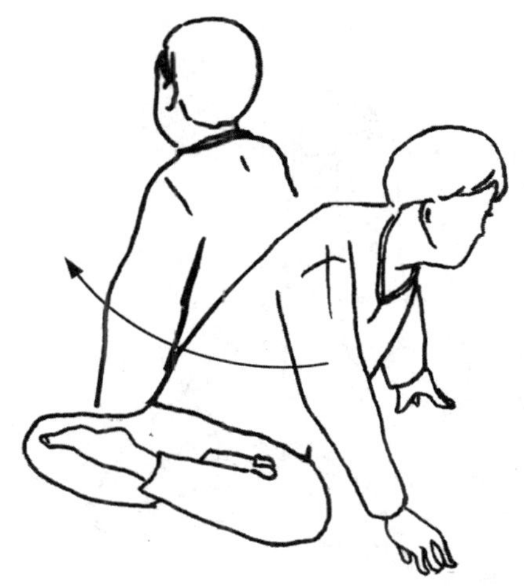

(19) 가부좌 좌우굽히기

■ 요령

역시 결가부좌 자세에서 양손은 뒤로 깍지를 끼고 손을 높이 들면서 상체를 좌측 무릎 쪽으로 숙였다가 세우고, 다시 상체를 우측 무릎 쪽으로 숙였다가 세우는 동작을 3회 반복한다.

■ 효과

① 척추를 바르게 하고 혈액 순환을 촉진시킨다.

② 목과 어깨 부분의 긴장을 풀어 주며 견비통을 예방한다.

③ 심폐기능이 좋아진다.

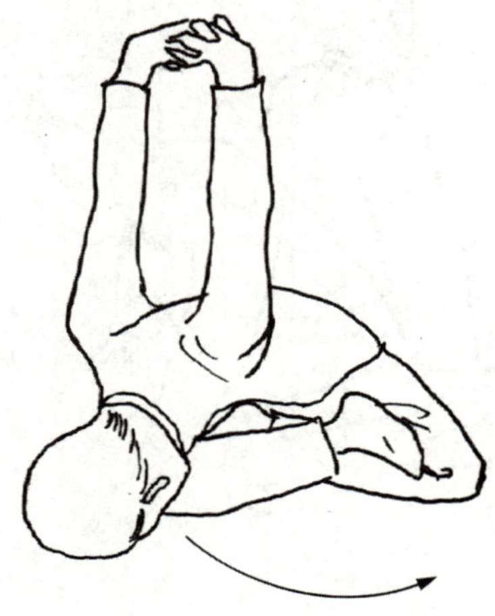

 우리 몸속의 숨어 있는 기(氣)를 살리자

(20) 가부좌 전후 몸들기

■ 요령

결가부좌 자세에서 양손의 손가락으로 멀리 앞바닥을 짚고 앞가슴을 밀면서 허리를 펴서 가슴을 세웠다가, 양손을 뒤로 짚고 배를 위로 밀면서 목을 뒤로 젖힌다. 3회 반복한다.

■ 효과

① 요추, 고관절, 골반의 혈액 순환을 촉진한다.

② 요통, 좌골 신경통에 효과가 있다.

③ 간장 기능을 강화하고 위 무력증에 효과가 있다.

④ 목, 기관지를 강화시킨다.

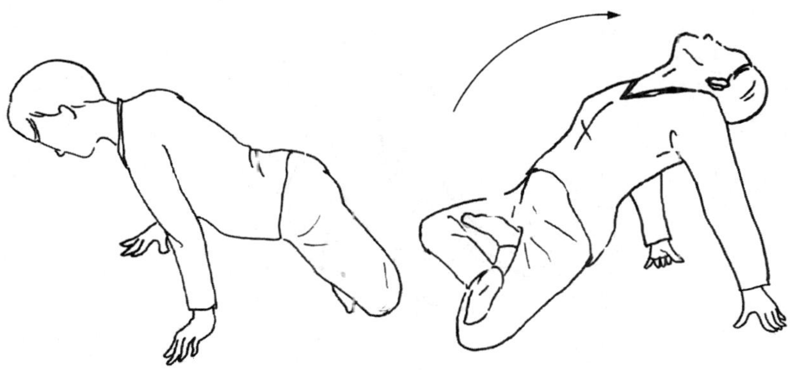

(21) 다리 긴장풀기

■ 요령

결가부좌를 풀어서 두 발을 앞으로 쭉 펴서 발을 바닥에 툭툭 치고, 양발을 좌우로 흔들어서 다리에 긴장을 풀어 준다. 이어서 양손으로 양다리를 툭툭 두드리고 양옆구리와 허리도 툭툭 두드려 준다.

■ 효과

① 하체의 혈액순환을 촉진시킨다.

② 허리와 다리의 긴장을 풀어 주고 혈액 순환을 촉진시킨다.

③ 다리 냉증에 효과가 좋다.

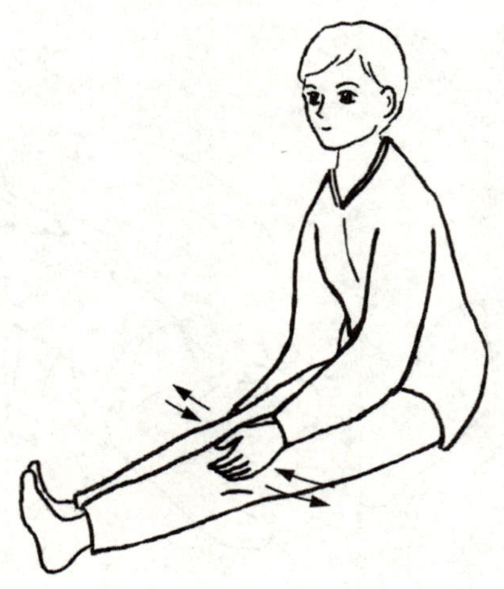

(22) 목 뒤로 깍지 끼고 상체굽히기

■ 요령

양발을 앞으로 나란히 뻗고 앉은 자세에서 양손을 목 뒤로 깍지를 끼고, 발가락을 가슴 쪽으로 당기면서 상체를 앞으로 숙였다가 상체를 세우면서 몸통을 좌측으로 틀어 좌측을 바라본다. 다시 앞으로 숙였다가 상체를 세우면서 몸통을 우측으로 틀어 우측을 바라보는 동작을 3회 반복한다.

■ 효과

① 척추를 바르게 해 주고 대퇴 근 및 아킬레스건을 강화시킨다.

② 복부에 지방 제거 및 혈액순환을 촉진한다.

③ 허리의 유연성을 길러 준다.

④ 심폐기능 및 장 기능을 좋게 한다.

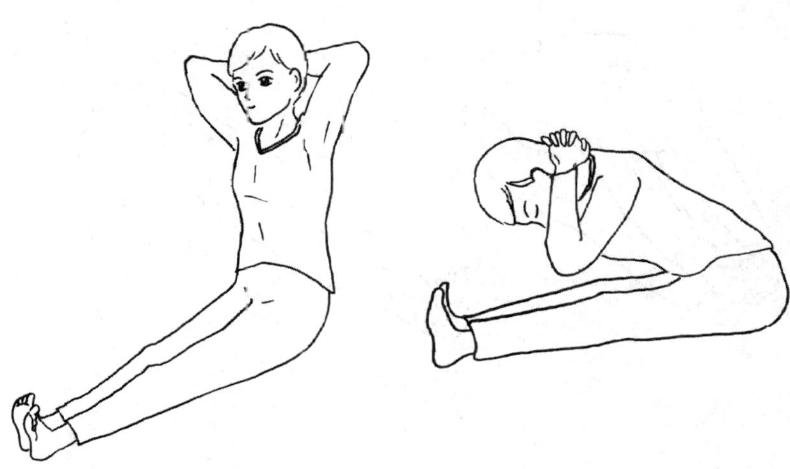

(23) 앞으로 깍지 끼고 상체굽히기

■ 요령

역시 양발을 앞으로 나란히 뻗고 앉은 자세에서 양손을 앞으로 깍지 끼고 상체를 숙이면서 양손으로 발바닥을 잡았다가, 몸을 세우며 양손을 뒤로 하여 손가락으로 짚고 몸체를 들어 발꿈치를 중심으로 몸을 좌우로 흔든다. 3회 반복한다.

■ 효과

① 간장, 비장, 신장 기능을 강화시킨다.

② 기관지, 갑상선, 견갑골을 부드럽게 한다.

③ 변비, 치질, 당뇨병에 효과가 있다.

④ 월경불순 등 여성 생식기 질환에 효과가 있다.

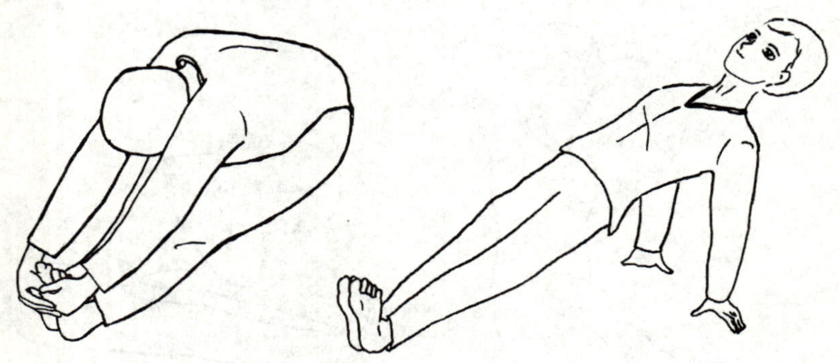

 우리 몸속의 숨어 있는 기(氣)를 살리자

(24) 몸통틀기

■ 요령

오른발은 앞으로 쭉 뻗고 왼발을 오른발 바깥쪽으로 교차하여 무릎을 세우고 오른손으로 빗장을 지르고 왼손은 뒤로 짚어 왼쪽으로 몸통을 트는 동작을 3회 반복한다. 다시 자세를 바꾸어 즉 왼발을 앞으로 쭉 뻗고 오른발을 세워서 같은 동작을 3회 반복한다.

■ 효과

① 등뼈가 굽은 것을 바로잡고 허리의 탄력성을 강화시킨다.

② 척추 신경을 조정한다.

③ 복부, 허리의 지방을 제거한다.

④ 신장, 방광 기능을 강화한다.

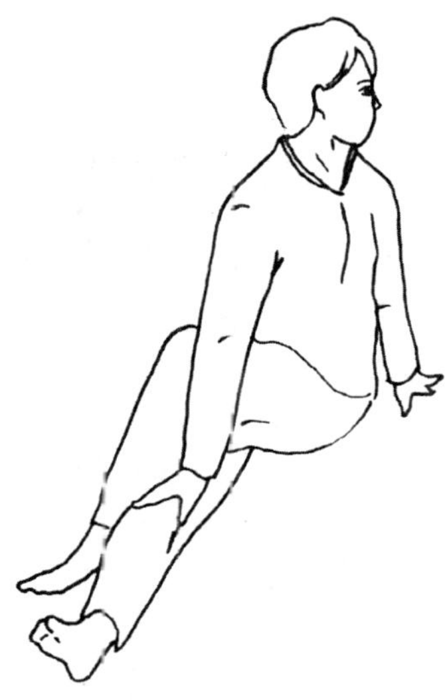

(25) 무릎안고 뒤로구르기

■ 요령

양무릎을 세우고 양손으로 무릎을 바짝 끌어안는다. 몸통을 뒤로 넘겨서 어깨가 바닥에 닿도록 구른 다음 구른 힘의 반동으로 다시 일어나는 동작을 3회 반복한다. 이때 허리를 둥글게 하여 척추 마디마디에 자극이 가도록 한다.

■ 효과

① 척추의 혈액순환을 촉진, 탄력성을 강화하고 척추의 만곡을 교정한다.

② 척추의 자극으로 오장육부의 기능을 원활하게 해 준다.

③ 내장을 강화하고 소화력을 촉진한다.

④ 척추의 주요 경혈을 자극함으로써 신경쇠약, 위장병 치료와 자율신경 강화에 효과적이다.

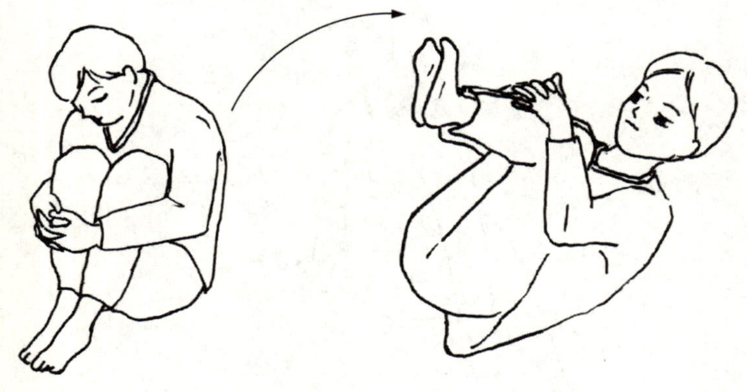

 우리 몸속의 숨어 있는 기(氣)를 살리자

(26) 목뒤로 깍지 끼고 몸통비틀기

■ 요령

양손을 목 뒤로 깍지 끼고 양발은 왼쪽으로 제치고 앉아서 몸통을 왼쪽으로 굽혔다가 다시 몸통을 세우면서 가슴을 오른쪽으로 트는 동작을 3회 반복한다. 다음엔 자세를 바꾸어서 반대 방향으로 3회 반복한다.

■ 효과

① 대퇴골, 선골, 요골을 부드럽게 하고 고관절의 왜곡을 교정한다.

② 허리와 복부에 군살을 제거하고 혈액순환을 촉진한다.

③ 경추와 견갑골을 유연하게 한다.

④ 신장 기능을 강화한다.

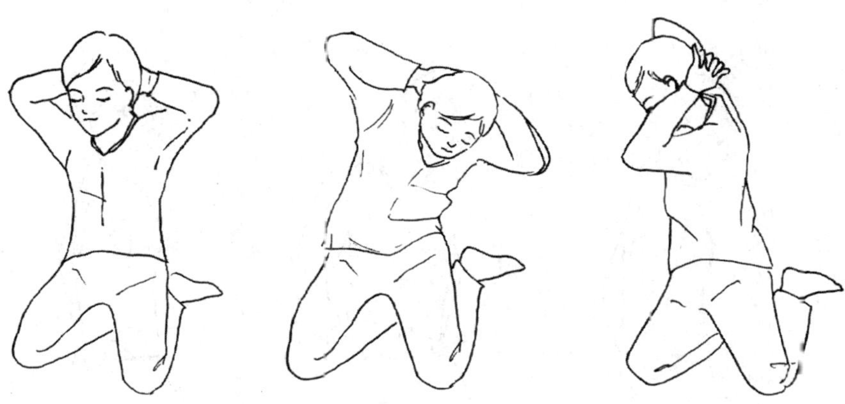

(27) 목운동

■ 요령

발가락을 세우고 무릎을 꿇고 앉는다. 양손은 허리에 자연스럽게 대고 목을 앞으로 숙였다가 젖힌다. 앞뒤로 목운동 2회, 좌우로 2회, 이어서 좌에서 우로 목돌리기 2회, 우에서 좌로 목돌리기 2회 실시한다.

■ 효과

① 경추와 견갑골을 부드럽게 한다.

② 목의 피로가 회복되고 머리의 혈액순환을 촉진시켜 머리가 맑아진다.

③ 목에 불필요한 지방을 제거하며 목을 튼튼하게 강화시킨다.

④ 만성 두통이나 뇌혈관 질환에 효과적이다.

⑤ 목과 경추 및 어깨 주위에 경직된 근육이 풀린다.

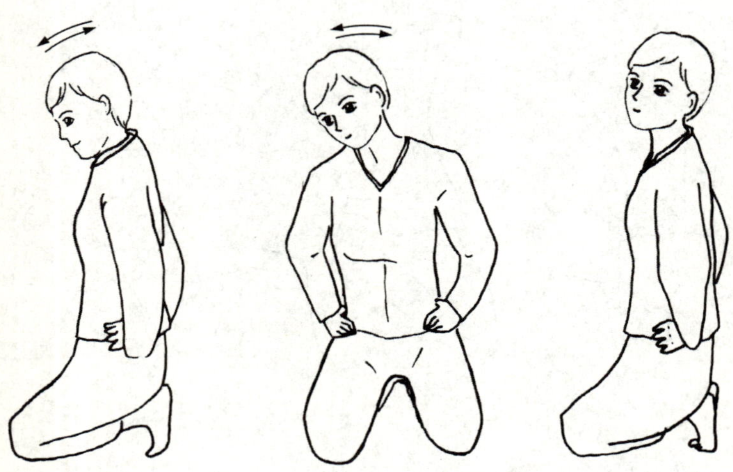

 우리 몸속의 숨어 있는 기(氣)를 살리자

(28) 깍지 끼고 흔들기

■ 요령

무릎을 꿇고 앉은 자세에서 양손을 깍지 끼고, 가슴에서 손바닥이 아래로 향하도록 아래쪽으로 쭉 밀어 내렸다가, 다시 가슴으로 와서 손바닥이 바깥쪽을 향하도록 가슴 앞 정면으로 쭉 밀었다가, 다시 가슴으로 와서 손바닥이 위로 향하게 머리 위로 쭉 밀었다가 팔을 좌우로 흔들고, 다시 가슴 앞쪽으로 와서 앞으로 쭉 밀었다가 팔을 좌우로 흔든다.

■ 효과

① 손가락과 손목 관절을 유연하게 하여 견비통, 팔 신경통에 좋다.

② 동맥경화, 중풍 예방에 효과가 있다.

③ 어깨, 팔꿈치 관절을 유연하게 한다.

④ 심폐기능을 강화시킨다.

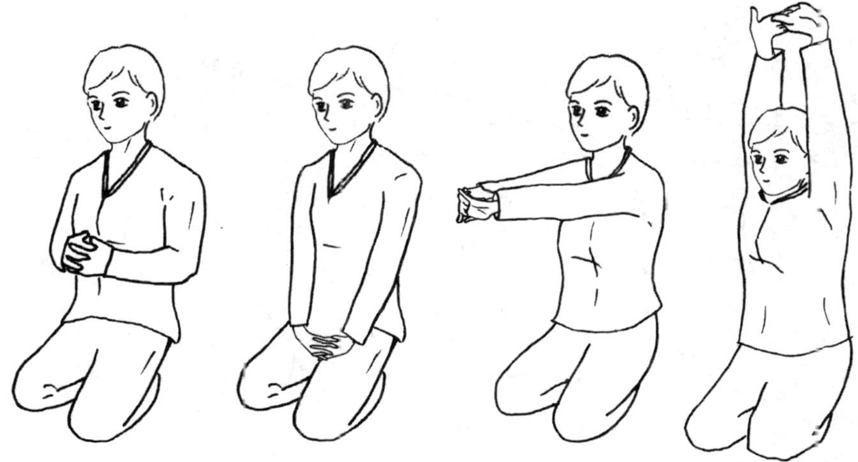

(29) 손목과 팔운동

■ 요령

무릎을 꿇고 앉은 자세에서 앞으로 팔을 뻗어 양 손바닥을 마주 대었다가 손목을 젖혀 손바닥을 벌린 상태에서 양팔을 좌우로 넓게 벌리는 동작을 3회 반복한다. 같은 자세와 방법으로 엄지손가락을 마주 대고 손목을 젖힌 다음 양팔을 벌리는 동작 3회, 손등을 마주 대었다가 벌리기 3회, 새끼손가락 마주 대었다가 벌리기 동작을 3회 실시한다.

■ 효과

① 손목 강화와 손끝까지 기혈의 순환을 돕는다.
② 가슴을 넓게 펌으로서 심폐기능을 활성화시킨다.

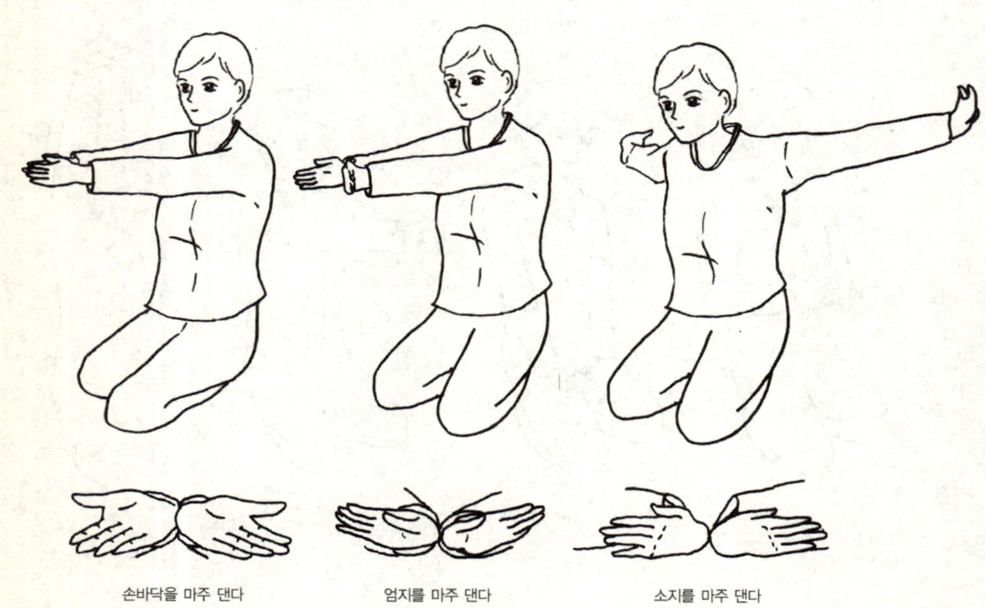

 우리 몸속의 숨어 있는 기(氣)를 살리자

(30) 견갑골 돌리기

■ 요령

역시 무릎을 꿇은 자세에서 양손을 양어깨 위에 대고 팔꿈치를 앞으로 쭉 뻗어 원을 크게 그리듯이 앞으로 8회 돌리고, 다음 뒤로 8회 회전한다.

■ 효과

① 견갑골을 유연하게 한다.

② 오십견과 견비통이 풀린다.

③ 어깨 결림과 팔 저림이 풀린다.

④ 심폐기능을 강화시킨다.

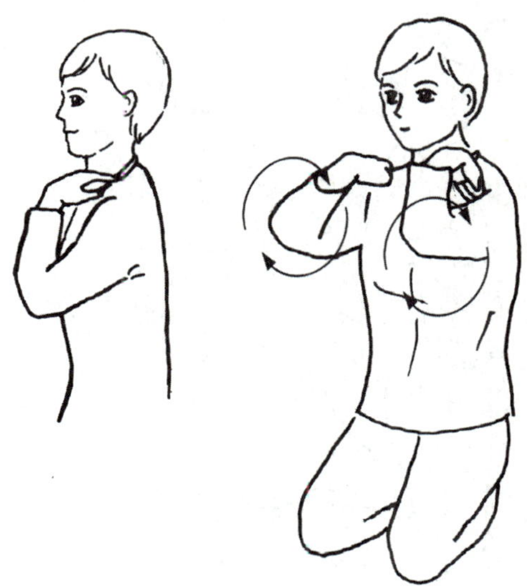

(31) 등뼈운동

■ 요령

장궤(대퇴부를 세우고 무릎을 꿇는 자세) 자세에서 양손을 허리에 짚고 등을 뒤로 쭉 넘겼다가 앞으로 세우는 동작을 3회 반복한다.

■ 효과

① 척추를 유연하게 한다.

② 갑상선, 기관지 등의 기능을 강화시킨다.

③ 간장, 췌장, 부인병에 효과가 있다.

④ 요통, 좌골 신경통 예방에 효과가 있다.

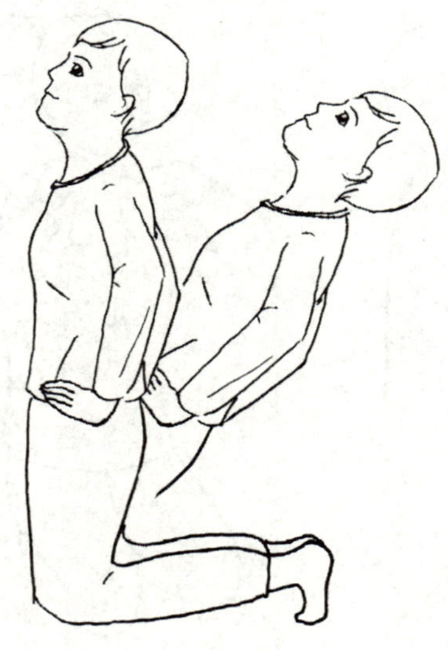

우리 몸속의 숨어 있는 기(氣)를 살리자

(32) 깍지 끼고 상체굽히기

■ 요령

장궤 자세에서 왼발을 좌측으로 곧게 뻗고 양손은 뒤로 깍지를 끼어 왼발 쪽으로 상체를 숙이면서 손을 높이 들었다가 상체를 세우고 좌우로 흔드는 동작을 3회 반복한 다음에, 자세를 바꾸어서 오른발을 우측으로 뻗고 같은 동작을 3회 반복한다.

■ 효과

① 아킬레스건을 강화한다.

② 복근, 견갑골을 우연하게 하고 기혈의 순환을 촉진시킨다.

③ 심폐 기능을 강화시킨다.

④ 고관절, 선골, 요추를 강화시킨다.

⑤ 체장, 간장, 십이지장 기능을 강화시킨다.

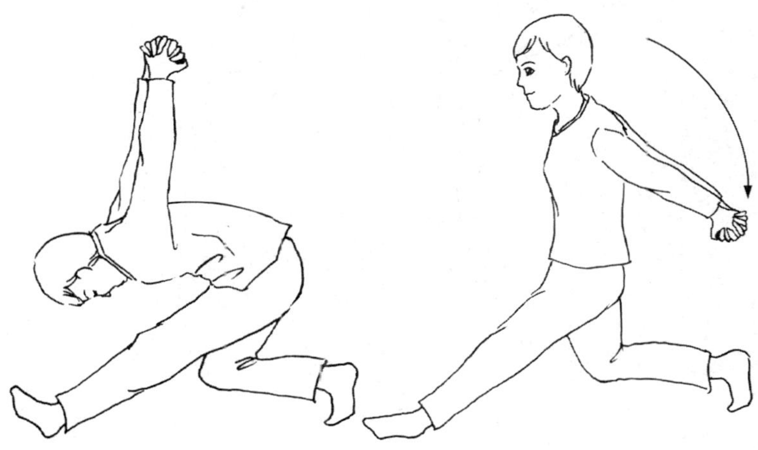

(33) 무릎관절운동

■ 요령

양발을 모아서 선 자세에서 양손은 무릎을 짚고 앉았다 섰다하며 무릎을
굽혔다 피는 동작을 여러 번 반복한 다음, 양무릎을 붙이고 왼쪽으로 8회, 오
른쪽으로 8회 무릎을 돌린다.

■ 효과

① 하체 근육의 긴장을 풀어 준다.
② 무릎 관절의 유연성을 길러 준다.

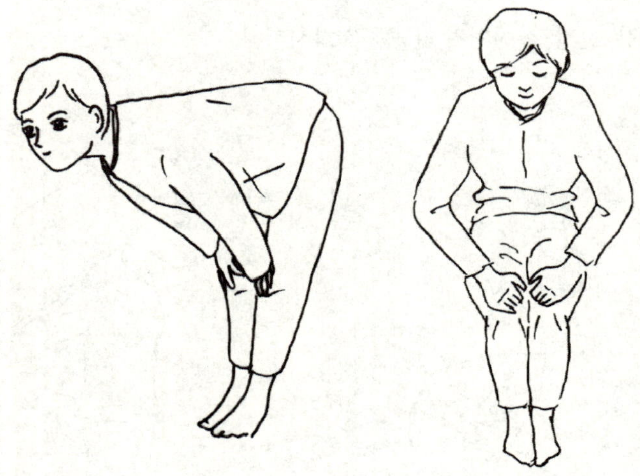

 우리 몸속의 숨어 있는 기(氣)를 살리자

(34) 단전두드리기

■ 요령

가볍게 양손 주먹으로 하단전 부위를 툭툭 두드려서 자극을 준다. 양손으로 가슴을 쓸어 내리고 명치 부분을 손으로 만져서 자극을 준다. 양 옆구리 허리도 툭툭 두드려서 자극을 준다. 이 단전두드리기는 시간적인 여유가 있을 때 언제든지 해도 좋다.

■ 효과

단전호흡을 시작하기 전에 긴장을 완화시켜 준다. 또 신체적으로 복부의 장기능을 원활하게 하여 대·소변 등 신진대사와 배설기능을 도와준다. 특히 병후나 노약자들에게 가늘어지거나 약한 대변의 기능을 강화해 준다. 뱃심과 뒷심 등 허리에 힘이 생긴다.

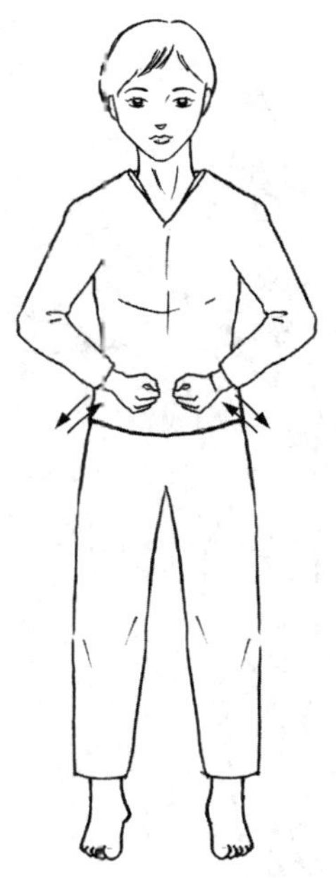

(35) 숨쉬기

■ 요령

양발을 모으고 선 자세에서 양손을 가슴 앞에 모은 다음에 손을 높이 들며 동시에 발꿈치도 들면서 숨을 크게 들여 마셨다가, 양손을 양옆으로 원을 크게 그리면서 내리며 숨을 내쉬는 동작을 3~5회 반복한다.

이때 발꿈치도 팔과 함께 내린다. 다음엔 양발을 어깨 너비로 벌리고 양팔을 양옆으로 벌리면서 부드럽게 숨을 들여 마셨다가 내쉬면서 손을 앞으로 하는 동작 3~5회 반복한다.

■ 효과

전신의 긴장을 완화하며 심신을 안정시킨다.

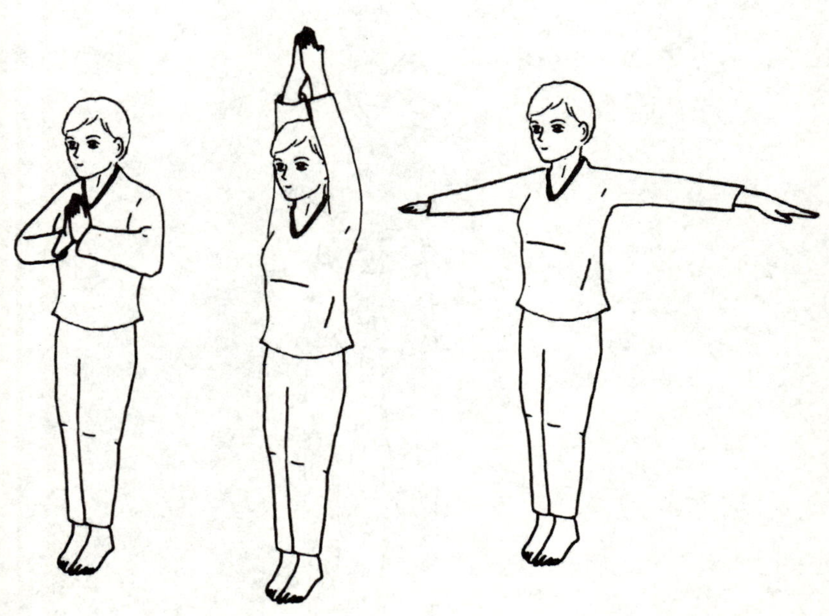

 우리 몸속의 숨어 있는 기(氣)를 살리자

2) 후편(後篇)

(1) 기지개 켜기

■ 요령

반듯하게 누워서 양다리를 쭉 뻗고 양팔을 머리 뒤로 들어 기지개를 쭉 켜고 몸을 좌우로 흔들어 본다. 특히 아침에 자고 일어나서 다른 동작을 하기 전에 반드시 기지개를 켜 신체의 워밍업을 하는 것이 좋다.

■ 효과

① 밤사이 오랫 동안 굳어 있던 몸을 깨어나게 하고 전신의 긴장을 완화시킨다.

② 전신의 기혈의 순환을 예비시켜 신체조건에 무리가 없도록 한다.

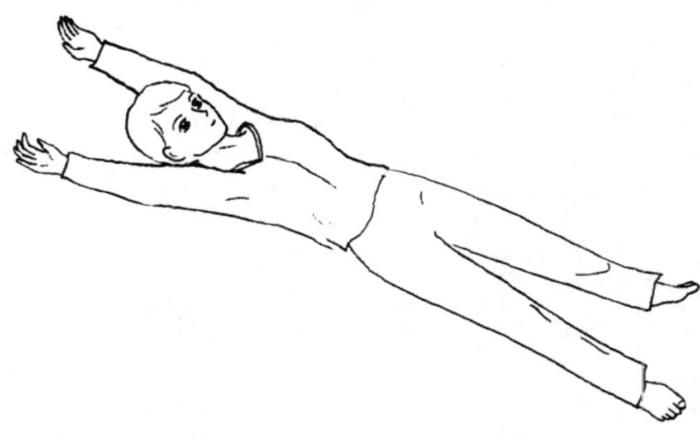

(2) 목 뒤로 깍지 끼고 몸통틀기.

■ 요령

반듯이 누운 자세 그대로 양손을 목뒤로 깍지를 끼고 양발은 옆으로 넓게 벌리고, 몸통을 좌측으로 틀었다가, 다시 몸통을 우측으로 튼다. 이를 3회 반복한다.

■ 효과

① 요추의 왜곡을 교정하고 혈액 순환을 촉진시킨다.

② 허리의 군살을 제거하며 신장 기능을 강화시킨다.

③ 어깨를 부드럽게 한다.

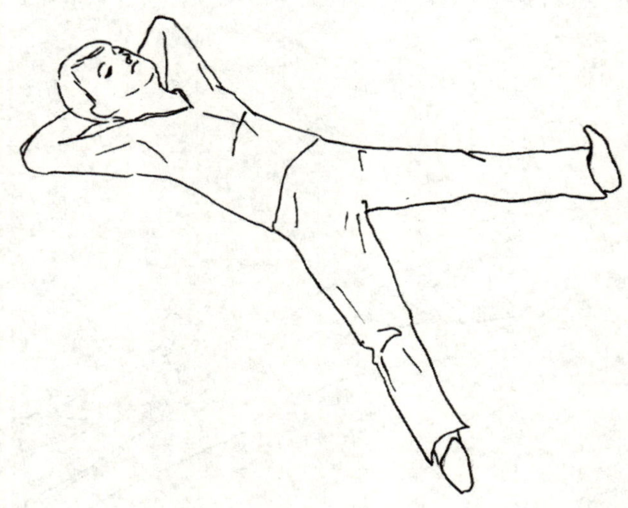

(3) 안면 마찰하기

■ 요령

누운 자세 그대로 양 손바닥을 20~30회 비벼서 얼굴 전체를 골고루 문지른다.

■ 효과

① 오관(五官)의 기능을 촉진시킨다.

② 기혈의 순행이 좋아지고 피부가 부드러워진다.

③ 세포의 부활 작용을 왕성하게 한다.

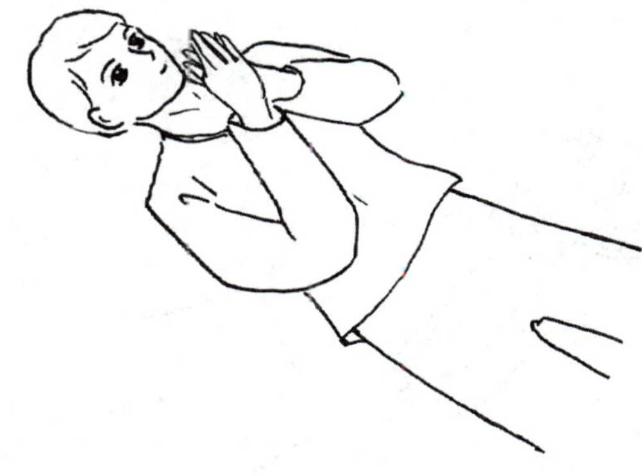

(4) 머리 · 얼굴의 혈 자극하기

■ 요령

사람의 머리와 얼굴, 목에는 많은 혈이 집중되어 있다. 눈 아래에 있는 승읍, 사백혈을 손가락으로 문질러서 자극을 주고, 이어서 객주인혈, 아문혈, 완골혈, 풍지혈, 천주혈, 태양혈 등을 차례로 손가락을 이용해서 자극을 준다.

■ 효과

① 호흡 후의 안면과 머리 부분의 피로를 회복시켜 주고 기혈의 순환을 촉진한다.

② 그 외의 효과는 각 혈의 효과를 참조하기 바란다.

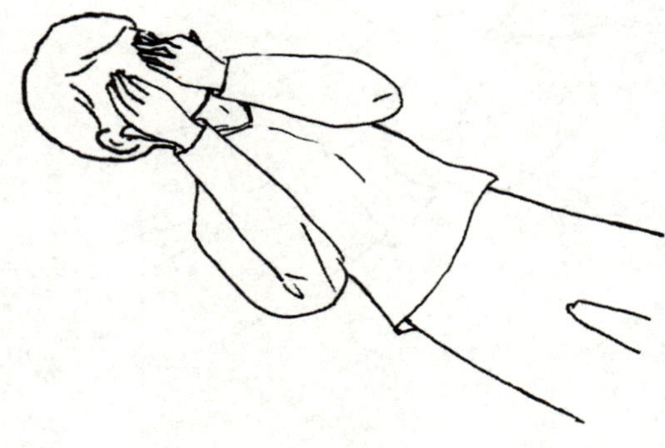

 우리 몸속의 숨어 있는 기(氣)를 살리자

(5) 손발 수직 흔들어 주기

■ 요령

반듯이 누운 자세에서 양손과 양발을 위로 높이 들어서 흔들어 준다. 이는 나무잎이 바람에 나부껴 나무 전체를 흔들어 나무의 물관부와 체관부를 잘 순환할 수 있도록 도와주는 원리와 같다. 최근 일본에서 이원리를 이용한 운동 보급이 매우 활발하다.

■ 효과

① 손발의 긴장과 피로를 풀어 준다.
② 손과 발의 혈액 순환을 촉진한다.
③ 수족의 신경통, 동맥경화 예방에 도움이 된다.

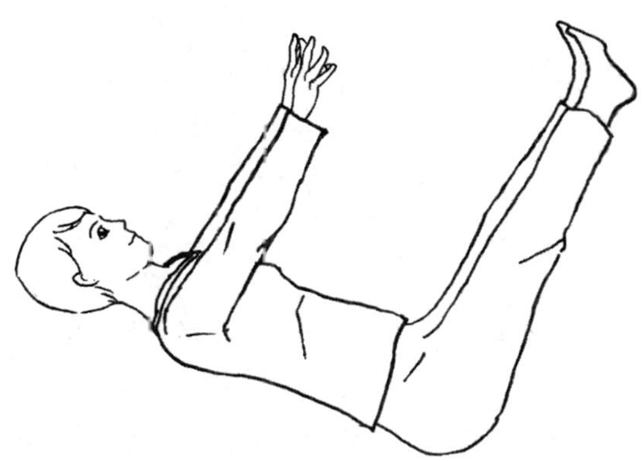

(6) 무릎굽혀 좌우틀기

■ 요령

반듯이 누운 자세에서 양팔을 양옆으로 넓게 벌리고 다리는 들어서 양무릎을 구부리고 하체를 좌측으로 틀었다가 다시 우측으로 트는 동작을 3회 반복한다. 이때 얼굴은 무릎의 반대 방향으로 돌린다. 즉 무릎을 좌측으로 틀 때는 얼굴은 우측으로 돌린다.

■ 효과

① 요추를 부드럽게 하고 복부와 허리의 군살을 제거한다.

② 복부 및 요추의 기혈순환을 촉진시킨다.

③ 요통 및 디스크 예방의 효과가 있다.

④ 소화력을 증진시킨다.

⑤ 신장, 방광, 소장, 대장 등의 기능을 강화시킨다.

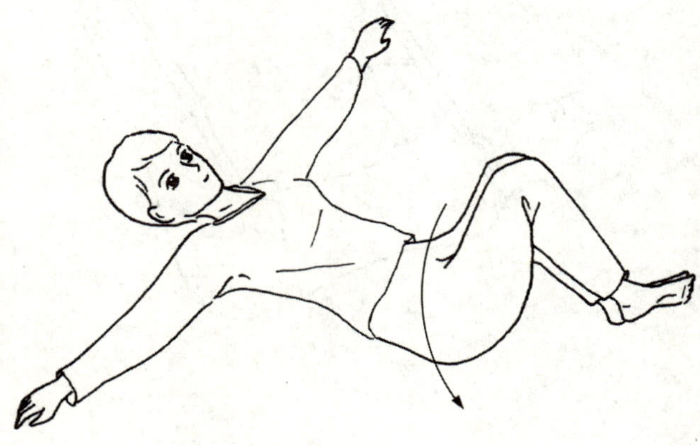

 우리 몸속의 숨어 있는 기(氣)를 살리자

(7) 양발돌리기

■ 요령

반듯이 누운 자세에서 양다리를 모아 쭉 펴서 위로 들어 올리고 허리를 중심으로 다리를 좌측으로 3회, 우측으로 3회 회전한다.

■ 효과

① 허리를 강화시킨다.

② 요추와 선골을 유연하게 한다.

③ 고관절의 변형을 바로잡아 준다.

④ 변비에 효과가 있으며 소화력을 증진시킨다.

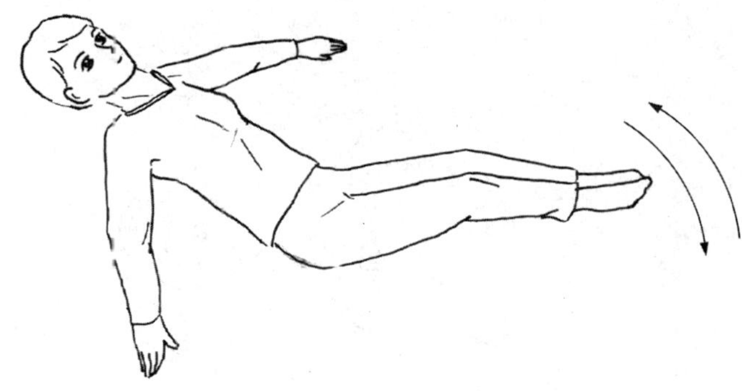

(8) 무릎관절 펴기

■ 요령

누운 자세에서 좌측 발을 들어 올린 후 오른 손으로 왼쪽 발목을 잡고 왼 손으로 왼쪽 무릎을 누르면서 굽혔다 펴는 동작을 수 차례 반복한다. 다음에 다리를 바꾸어서 같은 방법으로 한다.

■ 효과

① 무릎의 관절을 강화시킨다.

② 퇴행성 슬관절염, 류마치스성 관절염을 예방한다.

③ 다리의 기혈순환을 촉진시킨다.

④ 다리의 피로 회복의 효과가 있으며 대퇴근육을 풀어 준다.

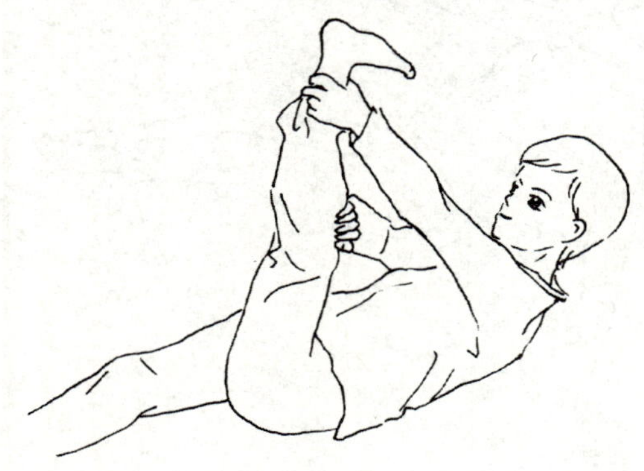

 우리 몸속의 숨어 있는 기(氣)를 살리자

(9) 수직 몸통틀기

■ 요령

누운 자세에서 양팔과 양다리를 양옆으로 넓게 벌린 후 왼쪽 팔은 머리 위로 수직으로 세운다. 이어서 오른팔과 함께 몸통을 좌측으로 돌려 가슴이 바닥에 닿도록 틀어 준 후 제자리로 돌아온다. 다음엔 방향을 바꿔서 즉 오른팔을 머리 위로 세운 후에 왼팔과 함께 몸통을 우측으로 돌려서 가슴이 바닥에 닿도록 틀어 준다.

■ 효과

① 변형성 척추를 교정하는 효과가 있다.

② 허리의 근육을 신장하고 기혈의 순환을 촉진시킨다.

③ 요통 디스크에 효과가 있으며 복근을 강화시킨다.

④ 신장, 방광, 소장, 대장의 기능을 강화시킨다.

⑤ 소화력을 증진시킨다.

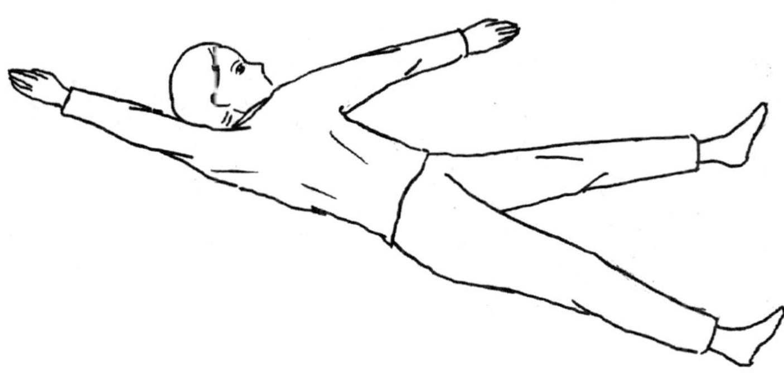

(10) 대각 몸통틀기

■ 요령

반듯이 누운 자세에서 팔과 다리를 옆으로 넓게 벌린다. 왼쪽 발을 들어 발끝이 오른쪽 손에 닿도록 왼쪽 발을 넘긴다. 이때 고개는 왼손 쪽으로 돌린다. 다시 방향을 바꿔서 같은 방법으로 오른발을 왼쪽 손으로 넘기는 동작을 한다.

■ 효과

① 변형성 고관절을 교정한다.

② 요추, 골반, 대퇴골을 유연하게 한다.

③ 요통, 디스크에 효과가 있다

④ 경추 변형을 교정한다.

⑤ 신장, 방광, 소장, 대장의 기능을 강화시킨다.

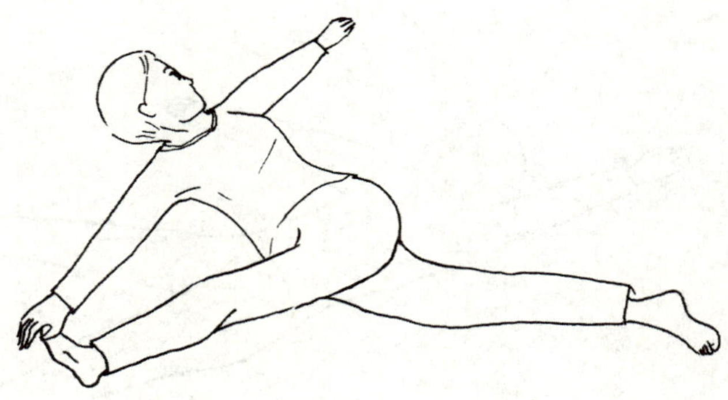

 우리 몸속의 숨어 있는 기(氣)를 살리자

(11) 발끝으로 몸들기

■ 요령

반듯이 누운 자세에서 양팔을 양옆으로 넓게 벌리고 양발은 무릎을 세워서 발끝으로 딛는다. 이어서 허리와 배를 위로 밀어 올린 후에 무릎을 좌우로 2번 흔들어 준 다음, 배를 위로 바짝 더 쭉 밀어 올렸다가 양다리를 신속하게 쭉 펴서 원래 위치로 돌아온다.

■ 효과

① 요추, 선골을 부드럽게 하고 기혈의 순환을 촉진시킨다.

② 선골 및 발목 관절을 부드럽게 하고 허리와 다리의 피로를 풀어 준다.

③ 장의 기혈순환을 촉진하고 변비에 효과가 있다.

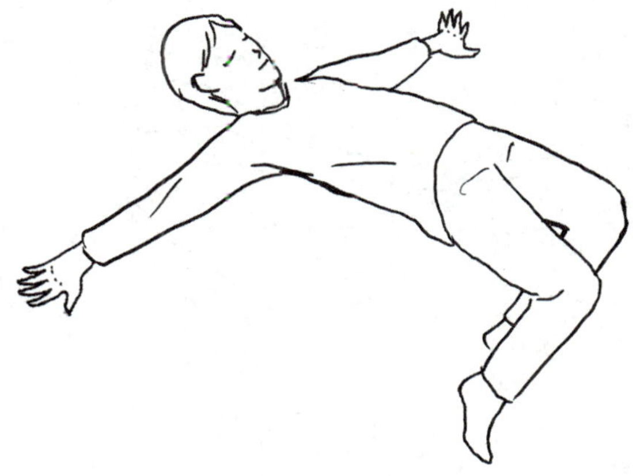

(12) 상 · 하체 들기

■ 요령

손발을 나란히 하여 똑바로 누운 자세를 한 후, 엉덩이를 축으로 하여 아랫
배에 힘을 주면서 상체와 다리를 동시에 위로 들어올린다. 잠시 후 들어올린
상 · 하체를 제자리 한 후 양손으로 아랫배를 만져서 긴장을 풀어 준다.

■ 효과
① 복부의 지방을 제거하는 효과가 있다.
② 장의 기능을 강화시킨다.
③ 허리가 튼튼해진다.

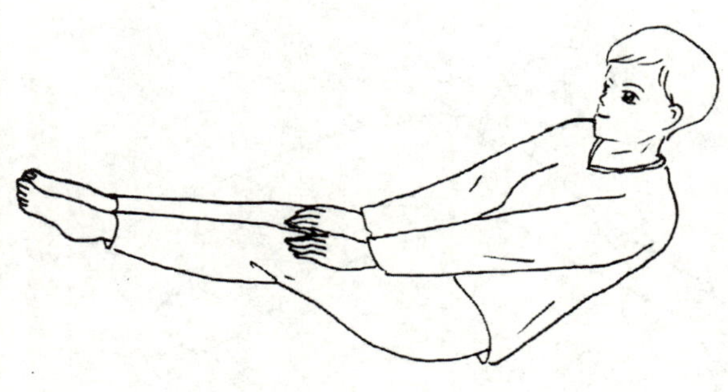

 우리 몸속의 숨어 있는 기(氣)를 살리자

(13) 목 뒤로꺾기

■ 요령

누운 자세에서 양손을 하복부에 올려놓고 양 무릎은 세운다. 머리를 바닥에 대고 배를 위로 치켜 올리면서 목을 뒤로 넘겨 몸을 앞뒤로 움직여서 목에 자극을 준다. 원래 위치로 돌아와서 양손으로 목덜미를 만져서 목의 긴장을 풀어 준다.

■ 효과

① 경추와 견갑골의 경화를 방지한다.

② 갑상선, 기관지를 강화한다.

③ 천식 해소에 효과가 있다.

④ 머리 부분의 기혈순환을 촉진한다.

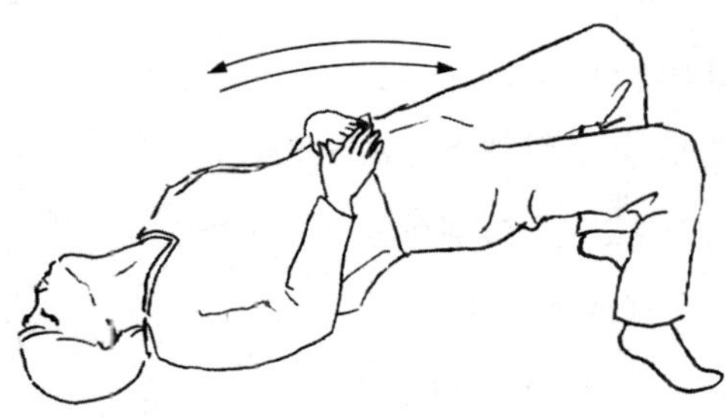

(14) 양발 머리 뒤로 넘겨서 다리 회전하기

■ 요령

다소 어려운 자세이다. 무리가 가지 않게 하여야 하며 많은 기공수련을 한 후 하는 것이 좋다. 쉬운 것을 먼저 하고 어려운 것은 뒤로 미루어도 좋다. 무리하지 않는 범위 내에서 처음에는 벽체 등을 이용하여 가능한 것만 하여도 된다. 누운 자세에서 양발을 들어 머리 뒤로 넘기고 양손으로는 허리를 받친다. 이어서 양다리를 앞뒤로 수 차례 교차하고, 이어서 좌우로 수 차례 교차한 다음에, 양다리를 자전거 페달 밟듯이 수 차례 회전시킨다. 이어서 양다리를 중앙에서 쭉 펴서 높이 들고 발목을 폈다 구부렸다 한다. 다시 양발을 머리 뒤로 완전히 넘겼다가 양손을 풀면서 원래 위치로 돌아온다.

■ 효과

① 전신의 기혈의 순환을 촉진시킨다.

② 복부의 지방을 제거한다.

③ 척추의 경화를 방지하고 부드럽게 한다.

④ 소화불량, 탈장, 변비 해소에 효과가 있다.

⑤ 심폐의 기능을 강화하고 갑상선, 기관지를 강화시킨다.

⑥ 흉골, 견갑골을 강화한다.

⑦ 장기의 하수 및 탈장을 예방한다.

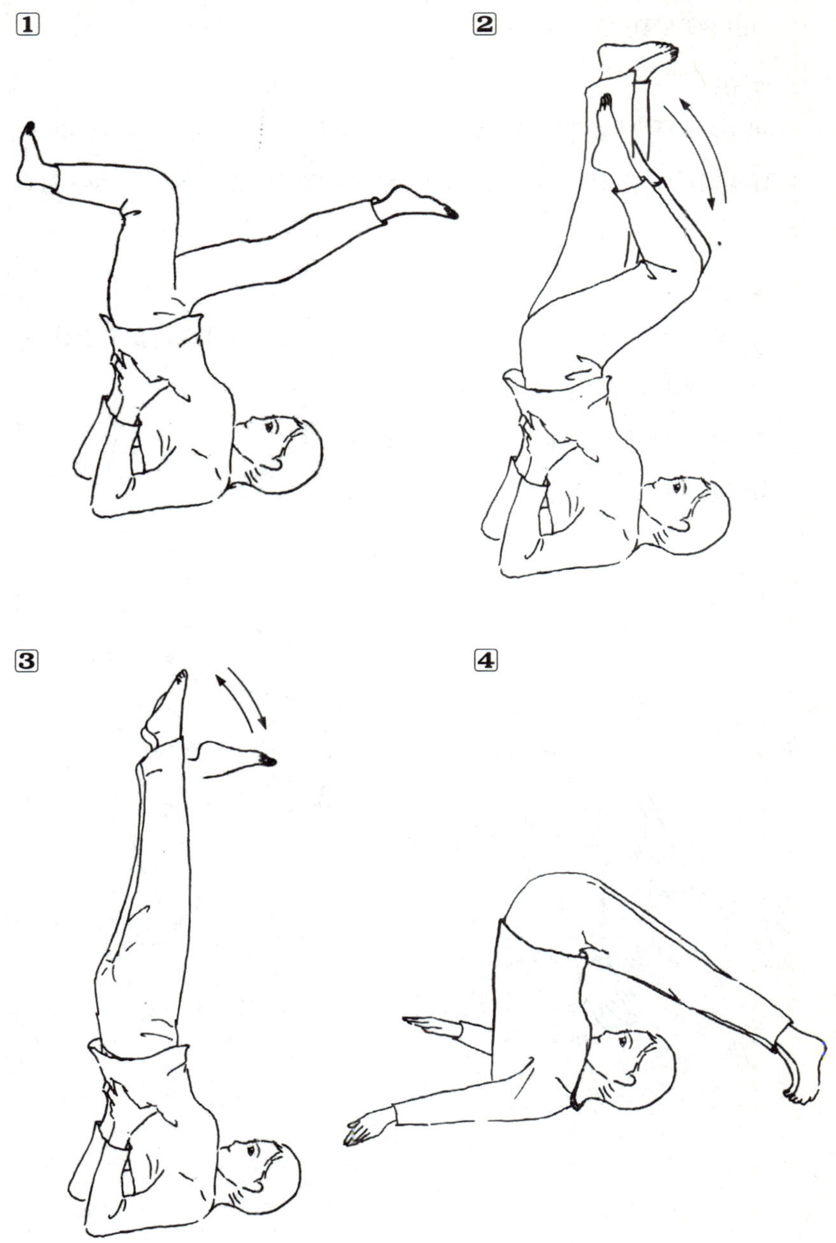

(15) 손끝발끝으로 몸전체 들기

■ 요령

반듯이 누운 자세에서 양 무릎을 세우고 양손은 어깨 위로 넘겨 짚는다. 이어서 허리와 배를 위로 치켜 올리면서 손끝과 발끝으로 몸 전체를 들어 올린다.

■ 효과

① 척추, 선골, 견갑골 등 전신을 유연하게 하고 기혈의 순환을 촉진한다.

② 갑상선, 기관지를 강화한다.

③ 심장, 간장, 폐, 위장의 기능을 강화시킨다.

④ 견비통, 요통, 좌골신경통을 예방한다.

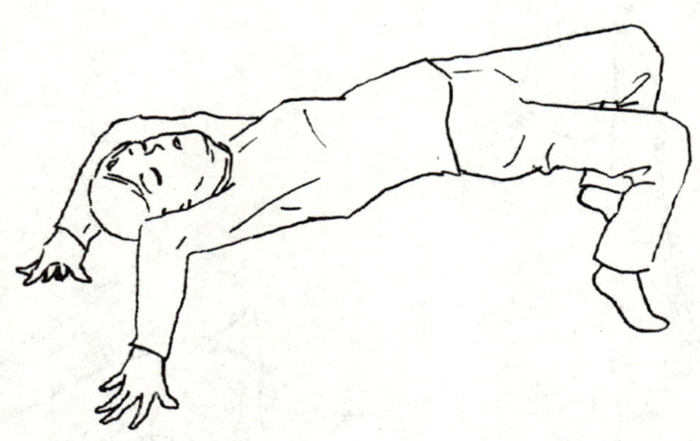

 우리 몸속의 숨어 있는 기(氣)를 살리자

(16) 손끝발끝 자극하기

■ 요령

서서히 엎드린 자세를 취한다. 양 손가락 끝과 양 발가락 끝으로 바닥을 툭
툭 두드려서 자극을 준다.

■ 효과

① 손끝, 발끝은 오장육부와 관련이 많으므로 오장육부를 강화한다.

② 손과 발의 기혈의 순환을 원활히 한다.

③ 동맥경화증에 효과가 있다.

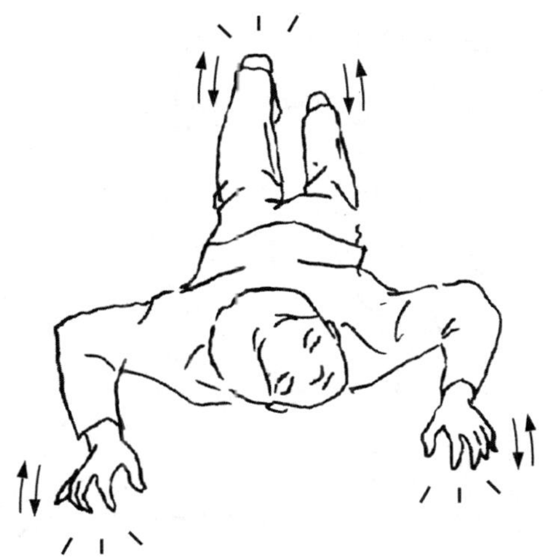

(17) 척추운동

■ 요령

엎드린 자세에서 양손을 어깨너비로 짚는다. 먼저 머리를 들어서 경추를 세우고 흉추, 요추의 순서로 마디마디를 세운다. 이어서 고개를 좌측으로 한 번 돌리고, 다시 우측으로 돌렸다가 앞으로 돌아와서 머리를 뒤로 한 번 넘긴다. 이어서 역순으로 즉 요추, 흉추, 경추의 순서로 원래 위치로 돌아온 다음에 양손으로 허리를 주물러서 긴장을 풀어 준다.

■ 효과

① 척추의 왜곡을 바로잡아 주며 척추를 튼튼하게 한다.

② 갑상선, 기관지를 강화한다.

③ 목을 부드럽게 하며 목과 척추의 기혈의 순환을 촉진시킨다.

④ 견비통과 목디스크 및 허리디스크를 예방한다.

⑤ 심장, 폐, 간장, 췌장의 기능을 강화시킨다.

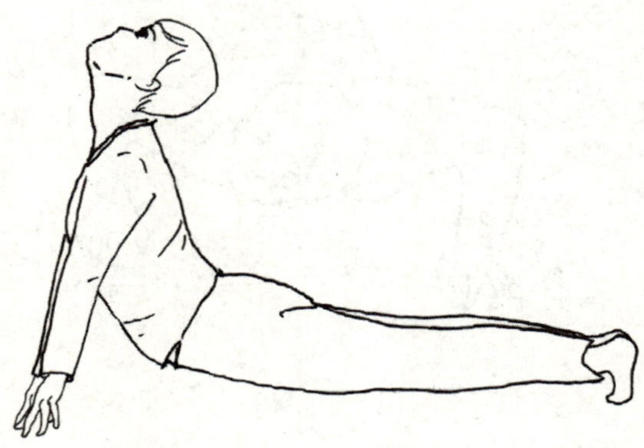

 우리 몸속의 숨어 있는 기(氣)를 살리자

(18) 수직 몸통틀기

■ 요령

가슴을 바닥에 대고 엎드린 자세에서 양팔과 양다리를 넓게 벌린다. 이어서 오른팔을 수직으로 세우고 왼쪽 어깨가 오른쪽 바닥에 닿도록 몸통을 뒤로 틀었다가 원위치로 돌아온다. 다시 자세를 바꾸어 왼팔을 수직으로 세우고 오른쪽 어깨가 왼쪽 바닥에 닿도록 몸통을 틀었다가 원위치로 돌아온다.

■ 효과

① 심장과 폐의 기능을 강화한다.

② 요추, 견갑골이 유연해진다. 요통, 디스크에 효과가 있다.

③ 신장, 방광, 대장의 기능을 강화시킨다.

④ 간장병, 동맥경화, 당뇨병에 효과가 있다.

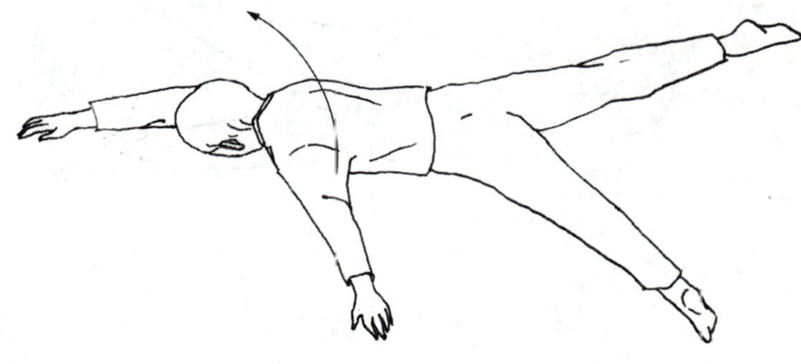

(19) 발 높이들기

■ 요령

가슴을 바닥에 대고 엎드린 자세로 양팔과 양다리는 밑으로 쭉 펴고 손바닥을 방바닥에 밀착시킨다. 먼저 왼발을 쭉 펴서 위로 높이 올렸다가 내리고, 다시 발을 바꾸어 오른발을 높이 들었다가 내린다.

■ 효과

① 장의 기혈순환을 촉진하여 변비에도 효과가 있다.

② 요추, 선골의 기혈순환을 촉진한다.

③ 심장과 신장의 기능을 강화시킨다.

④ 엉덩이와 허벅지의 지방을 제거한다.

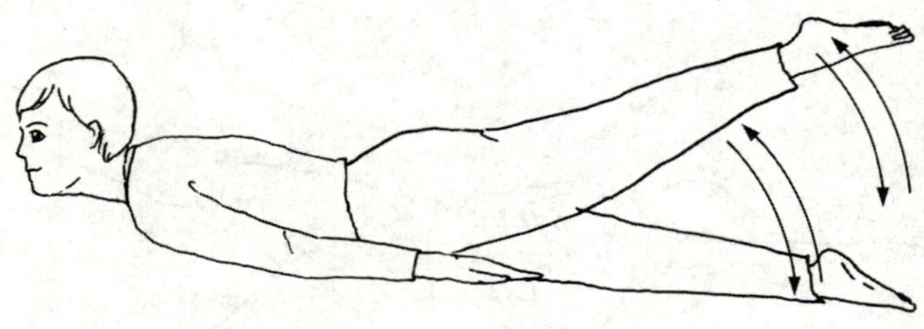

 우리 몸속의 숨어 있는 기(氣)를 살리자

(20) 발목잡고 흔들기

■ 요령

엎드린 자세에서 양손으로 양 발목을 뒤로 잡고 무릎과 가슴을 들어 올린다. 몸을 앞뒤로 몇 번 흔든 다음 몸통을 좌측으로 굴리고 다시 우측으로 굴린다. 그런 다음에 중앙에서 팔을 바짝 더 당겨 준 다음에 양손을 풀면서 원위치 한다. 가능한 데까지 하고 무리하지 않도록 하여야 한다. 꾸준히 수련을 하면 무난히 해낼 수 있다.

■ 효과

① 척추와 중추신경을 튼튼하게 한다. 내분비선의 활동을 촉진한다.

② 갑상선, 흉선 등을 강화시킨다.

③ 폐, 간장, 신장, 췌장 질환에 효과가 있다.

④ 성적 쇠퇴를 방지한다.

⑤ 소화불량, 비만증에 좋다.

⑥ 전신의 기혈순환을 촉진시킨다.

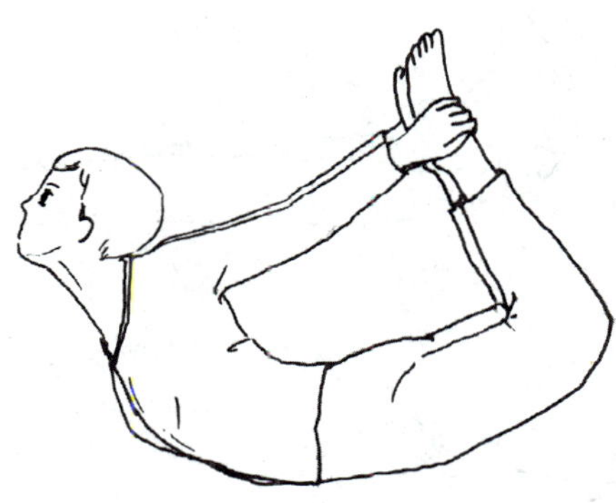

(21) 척추 풀어주기

■ 요령

엎드린 자세에서 양손을 어깨너비로 짚고 가슴을 앞으로 밀어 위로 세웠다가 무릎을 꿇고 엉덩이를 뒤로 빼서 몸을 뒤로 당긴다. 이어서 다시 한 번 앞으로 가슴을 세웠다가 엉덩이를 뒤로 빼서 몸을 뒤로 당긴 후 좌측 어깨를 당기고 다시 우측 어깨를 당긴다. 3회 반복한다.

■ 효과

① 허리와 견갑골이 유연해지고 선골, 요추의 기혈순환을 촉진시킨다.

② 견비통, 요통에 효과가 있다.

③ 동맥경화 예방과 장기의 가스 제거와 변비에 효과가 있다.

④ 소화력이 증진되고 몸 전체의 피로를 해소한다.

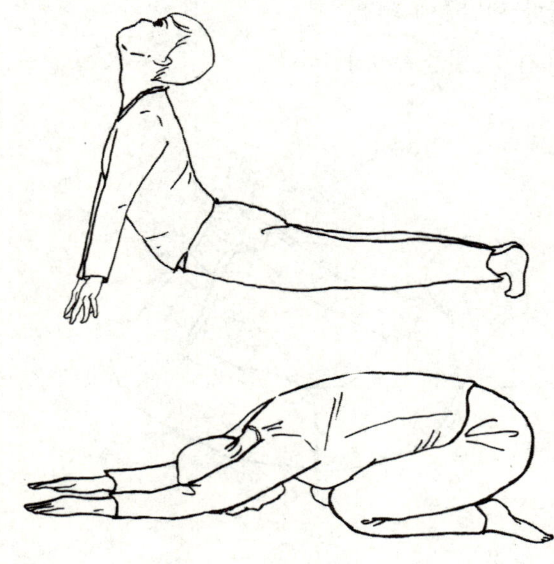

 우리 몸속의 숨어 있는 기(氣)를 살리자

(22) 두좌법 – 물구나무서기

■ 요령

무릎을 꿇고 앉아서 양손은 무릎 옆에 어깨너비로 짚고, 양손과 정삼각형이 되는 지점에 머리를 대고 몸을 수직으로 하여 거꾸로 선다. 거꾸로 선 자세에서 양다리를 넓게 벌리고 발목을 구부렸다 폈다 해서 아킬레스건을 강화시킨다. 직립보행생활에서 오는 인체의 모든 부조화와 단점을 조절해 준다. 완전히 수련이 될 때까지는 벽을 이용하거나 옆에서 누가 붙들어 주는 것이 좋다.

■ 효과

① 전신의 기혈순환을 촉진시키고 모든 장부의 하수를 방지한다.
② 두부의 산소 공급과 혈행을 원활하게 한다.
③ 목과 경추부분이 튼튼해진다.

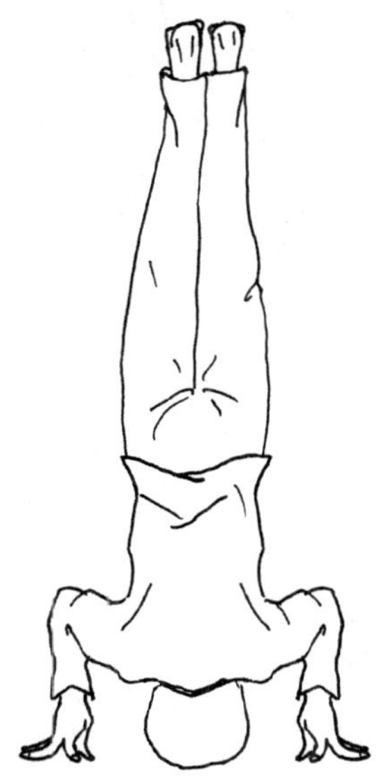

(23) 목돌리기와 긴장 해소

■ 요령

무릎을 끓고 앉아서 양손은 자연스럽게 허리에 짚고, 좌로 3회 우로 3회 목 돌리기를 한 후, 대퇴부를 세우면서 동시에 양팔을 위로 높이 들어 올렸다가, 다시 밑으로 대퇴부를 내리면서 동시에 양팔을 출렁 털며 내린다. 3회 반복한다.

■ 효과

① 두좌법에서 압박된 목의 긴장을 풀어주고 목을 강화시킨다.

② 상체의 긴장을 해소한다.

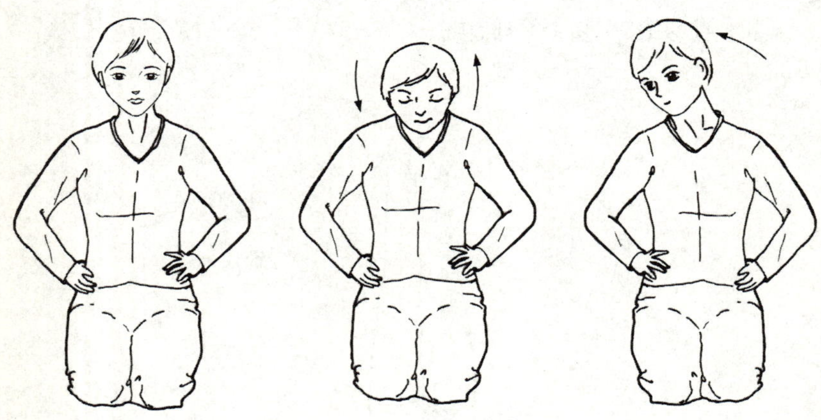

 우리 몸속의 숨어 있는 기(氣)를 살리자

(24) 관지(關指, 손가락)로 팔굽혀펴기

■ 요령

양 손가락과 양 발가락으로 바닥을 짚고 엎드린 자세로 팔굽혀펴기를 20
회 반복한다.

■ 효과

① 손끝과 발끝은 오장육부와 연관지어 있기 때문에 오장육부를 강화시
   킨다.

② 전신의 기혈순환을 촉진한다.

③ 말초신경을 자극하여 전신의 신경계통을 강화시킨다.

④ 복부의 지방을 제거한다.

⑤ 노화방지 및 체력을 향상시킨다.

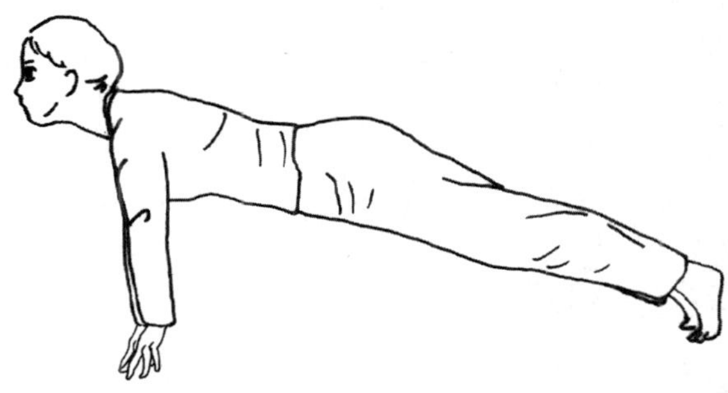

(25) 손가락풀기

■ 요령

똑바로 선 자세에서 양팔을 앞으로 쭉 뻗어서 손가락을 엄지부터 차례로 굽혔다가 다시 새끼손가락부터 차례로 편다. 3회 반복한다.

■ 효과

① 앞에서 실시한 관지 단련 동작에서 압박된 손가락 관절을 풀어 주고 손가락 관절기능을 강화시킨다.

② 손의 기혈순환을 촉진하며 동맥경화증을 예방한다.

③ 손과 팔의 피로를 해소한다.

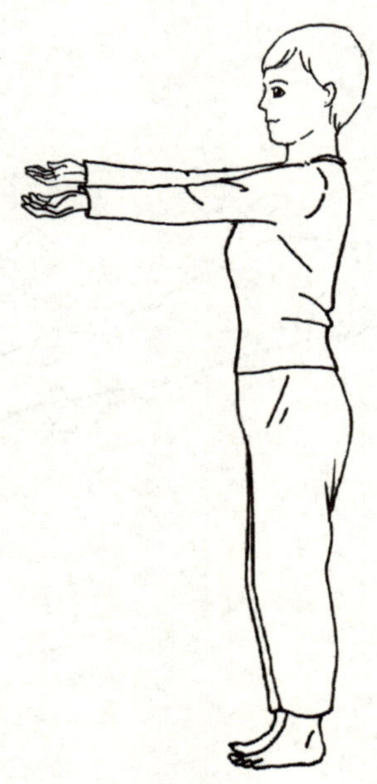

 우리 몸속의 숨어 있는 기(氣)를 살리자

(26) 척추 이완운동

■ 요령

똑바로 선 자세에서 양손을 틀어서 깍지를 끼고 머리 위로 올려 뒤쪽으로 힘껏 젖혔다가, 앞으로 허리를 숙여 밑으로 향한다. 다시 위로 젖혔다가 깍지를 풀면서 양팔을 양옆으로 힘껏 뿌리친다. 다시 손을 바꿔서 깍지를 끼고 머리 위로 올려 힘껏 젖혔다가 앞으로 숙이고 다시 한 번 위로 젖혔다가 깍지를 풀면서 양팔을 양옆으로 힘껏 뿌리친다.

■ 효과

① 견갑골과 어깨를 유연하게 하고 견비통, 오십견을 예방한다.

② 척추의 기혈순환을 촉진한다.

③ 심폐의 긴장을 해소시키고 전신의 피로를 회복한다.

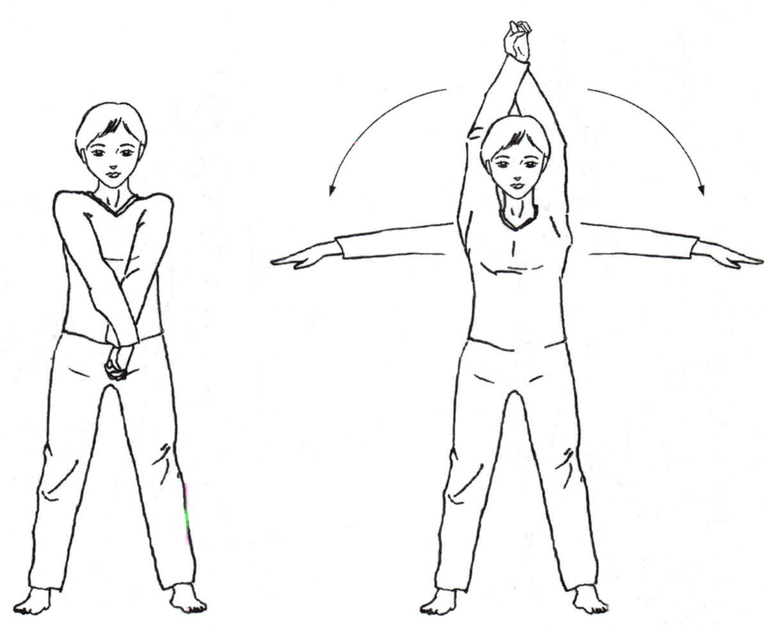

(27) 숨쉬기

■ 요령

똑바로 선 자세로 양손을 머리 위로 높이 들면서 숨을 들이쉬고, 양손을 양 옆으로 내리면서 내쉬기를 2회 반복하고, 팔을 양옆으로 자연스럽게 벌리면서 숨을 들이쉬고 오므리면서 내쉬는 심호흡을 2회 반복한다.

숨쉬기로 기공체조를 마무리하면서 자기 몸의 좌우균형은 일그러지는 않는지? 아픈 데는 없는지? 잘 살펴 보아야 한다. 만약 전체적으로 신체 불균형이 감지되면 몸이 아프다는 증거이며, 어는 한 곳이 아프면 아픈 곳을 무리하지 말고 집중적으로 운동을 해보거나 마사지를 하면 효과를 볼 수 있다.

■ 효과
① 전신의 긴장과 피로를 풀어 준다.
② 심신이 안정되고 기혈의 유통이 순화된다.

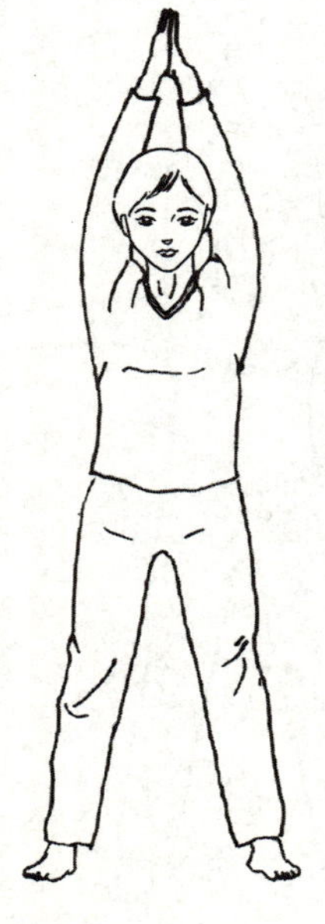
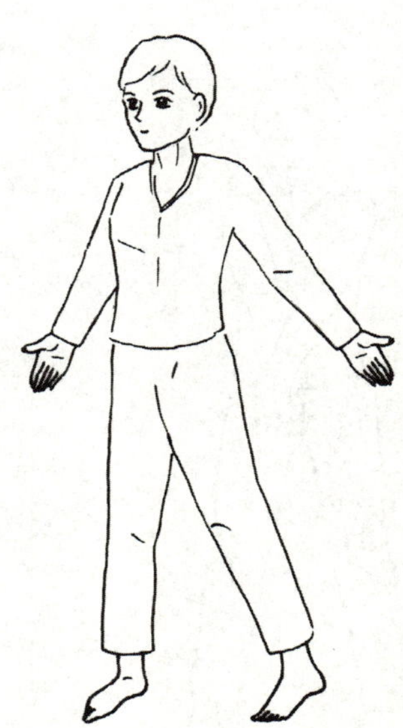

 우리 몸속의 숨어 있는 기(氣)를 살리자

Ⅲ 조식법(調息法) - 호흡 다루기

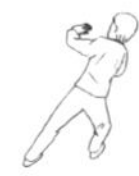

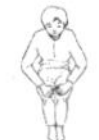

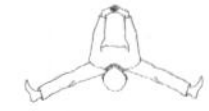

올바른 호흡법(呼吸法)에 따라서 숨을 조절하며 호흡하는 것을 조식이라한다. 호흡을 조절하는 것은 기공에 있어서 기본이 되는 것으로서 호흡을 통한 인체 내의 기와 인체 외의 기의 조절이 필요하다.

특히 정공(靜功)에서는 명상을 하며 조용히 호흡을 조절하는 것이 대단히중요하며, 동공(動功)에서는 동작에 맞추어서 호흡을 조절하는 것이 중요하다.이 호흡의 중요성은 수련을 할수록 또 인생을 오래 살아갈수록 그 중요성을 더깨닫게 된다.

1. 호흡하기

건강하게 살려면 숨을 제대로 쉴 줄 알아야 한다. 누구나 숨을 쉬고 있지만 숨을 제대로 쉬는 일이 결코 만만치가 않다. 호흡은 대기 속의 맑은 산소를 들여 마시고 체내의 신진대사 찌꺼기인 탄산가스를 배출하는 생명 유지 활동이다.

호흡할 때 내쉬는 숨을 호기(呼氣)라 하고, 들이쉬는 숨을 흡기(吸氣)라고 한다. 호기와 흡기에 길이는 같은 것이 건강한 상태라고 하지만, 사람에 따라서 호기가 더 긴 사람도 있고 흡기가 더 긴 사람도 있다. 보통 대부분의 기공 수련장에서는 호기와 흡기의 길이를 똑 같이 하라고 가르치고 있다. 그러나 자기의 체질과 건강 상태를 감안하지 않고 억지로 호기와 흡기의 길이를 똑 같이 할 필요는 없다. 경우에 따라서 호기를 더 길게 하기도 하고 흡기를 더 길게 하는 경우도 있다. 이는 인체에 미치는 영향이 다르기 때문이다.

불안과 초조, 항시 가슴이 두근두근 하거나 부정맥 등의 심장질환이 있는 경우에는 일정한 시간과 일정한 리듬의 호흡이 혈액순환에 많은 도움이 된다고 한다. 그러나 심장질환이 있는 경우에는 긴 호흡을 하거나 호흡을 참는 지식(止息)은 위험한 일이다.

호기를 길고 강하게 하면 부교감신경의 기능이 높아지고, 흡기를 길고 강하게 하면 교감신경 기능이 높아진다고 한다. 부교감신경과 교감신경은 기능면에서 서로 균형을 유지해야 하는데, 그렇지 못한 경우에는 호기와 흡기의 조절로서 교정이 가능한 것이다. 예를 들어 양(陽)이 실(實)하여 화(火)가 많은 사람은 호기를 길고 강하게 하면 많은 양이 밖으로 배출되므로 가슴이 시원하고 머리가 가벼운 느낌을 느낀다. 그러나 양이 허(虛)하고 기가 약한 사람이 호기를 길고 강하게 하면 그나마 허한 양이 많이 배출되어 가슴과 배가 텅 비고 머리가 어지러운 감을 느끼게 된다. 이런 사람은 흡기를 길고 강하게 하면 편안하고 상쾌한 기분이 들게 된다.

  우리 몸속의 숨어 있는 기(氣)를 살리자

2. 호흡의 길이

사람은 1분에 약 20회 호흡을 하는데 수명은 70~80년을 살고, 개는 1분에 80~90번 호흡을 하며 수명은 약 15년 정도에 불과하다. 반면에 장수 동물로 알려진 거북이는 1분에 2~3번 밖에 호흡을 하지 않는다고 한다. 그리고 1분에 5~6번에 호흡을 하는 코끼리의 수명은 150년이라 하는데, 이와 같은 예로 미루어 보아 호흡의 길이와 수명과는 절대적인 관계가 있음을 알 수가 있다. 그래서 사람은 급하고 숨막히게 헐떡거리며 생활을 해서는 안 된다.

그러므로 건강하게 장수하기 위해서는 1분간 20번 정도 하는 호흡의 수를 줄여서 호흡을 길고 고르게 하는 수련이 필요하다. 단전호흡의 이론도 여기에서 출발하게 된다. 초보일 때는 들여 마시기 5초, 내쉬기 5초로 하는 방법이 적당하다. 숨을 들이쉬면서 하나, 둘, 셋, 넷, 다섯을 세고 내쉬면서 하나, 둘, 셋, 넷, 다섯을 세면서 단전호흡을 해 본다. 5초 호흡이 자리가 잡혀 호흡의 편안함을 느끼게 되면 차츰 호흡의 길이를 늘려 나간다.

3. 호흡의 종류

1) 자연호흡(自然呼吸)

평상시에 하는 호흡 그대로 하는 방법이다. 평상시에 호흡할 때 가슴부위가 움직이는 사람도 있고, 어떤 사람은 복부가 움직이는 사람이 있는가 하면 가슴과 복부가 함께 움직이는 사람도 있다. 이렇게 평상시에 하는 호흡 그대로 하는 것을 자연호흡법이라 한다.

2) 흉식호흡(胸式呼吸)

호흡을 할 때 그 움직이는 위치에 따라 흉식호흡(가슴), 복식호흡(배), 단전호흡(하단전)으로 나누기도 한다. 흉식호흡은 가슴 부위가 움직인다. 즉 가슴으로 숨을 들여마시고 내쉰다. 일반적으로 단전호흡을 하지 않는 성인들은 평상시엔 대개가 흉식호흡을 많이 한다. 가슴이 답답할 때 평소보다 가슴을 펴서 심호흡을 하면 훨씬 후련해진다.

3) 복식호흡(腹式呼吸)과 단전호흡(丹田呼吸)

복식호흡은 숨을 들이쉴 때 아랫배가 나오고, 내쉴 때는 아랫배가 들어가는 호흡이다. 즉 숨을 아랫배 깊숙이 들여마시는 호흡이다. 어린아이가 숨을 쉬는 모습을 보면 복부가 나왔다 들어갔다 복부가 움직이는 복식호흡을 하는 것을 볼 수 있다. 이렇게 태어나서는 무의식적으로 복식호흡을 하는데 차츰 성인이 되면서 흉식호흡으로 변하고 있는 것이다. 이렇게 자꾸만 호흡이 위로 올라가서 죽을 때에는 목에서 헐떡거리며 숨을 몰아쉬다가 죽게 된다. 그래서 목숨이라고 부르고 죽으면 목숨이 다했다고 한다. 이제 수련을 통해서 다시 복식호흡으로 되돌아가야 한다. 숨을 들이쉴 때는 의식적으로 아랫배를 내밀고 내쉴 때는 아랫배가 들어가게 하는 호흡을 연습해서 점차적으로 호흡이 고르고 깊게 하는 노력을 하여야 한다.

'뱃심' 이라는 말이 있다. 수련을 하다 보면 아랫배가 기운을 얻고 그 기운이 하복부에 차서 뱃심이 든든해지는 것을 느낄 수 있다. 이것이 바로 뱃심이다. 아랫배에 자리가 잡혀서 배에 힘이 생기면 심적으로도 자신감과 안정감이 생기게 된다.

엄격히 복식호흡과 단전호흡을 구분하는데 처음엔 누구나 복식호흡을 하게 되며 숨을 들여마실 때 배꼽 위와 아래가 같이 부풀어 오르고 배꼽 위에도 힘이 가고 척추에도 힘이 가면 복식호흡이라고 하며 오랜 수련을 통하여 복식호흡을 하면서 아랫배의 하단전에 의념(意念)을 두고 배의 아랫부분만으로 척추에도 힘이 가지 않으면서 고르고 자연스럽게 호흡을 하면 우주 대자연의 청기(淸氣)가 아랫배의 하단전에 축기가 됨으로써 아랫배가 따뜻한 감각을 느끼게 된다. 호흡을 고르게, 호흡의 세기와 간격을 일정하게 끊어지지 않게 함으로써 기의 순환을 고르게 한다. 이렇게 점차적으로 호흡이 익숙해지면 자연스럽게 무리가 가지 않도록 호흡의 길이를 좀 더 길게 고르게 함으로서 정신이 안정되게 된다. 이것이 보통 우리가 말하는 단전호흡이다.

역복식호흡이라 하여 숨을 들이 쉴 때 배가 들어가고 내쉴 때 배가 나오는 방식도 있다. 그러나 이 방법은 상당한 수련이 된 사람이 무술을 할 때라든가 특별한 경우에 사용하는 방법이다.

4) 태식법(胎息法)

태식은 태아가 모체에서 배꼽의 연결선인 탯줄을 통해서 호흡을 하는 것을 말하는 것인데, 이 호흡법의 원리를 이용해서 호흡을 하는 것을 말한다. 원래 선도에서 말하는 태식호흡은 무의식 호흡으로서 코와 입으로 하는 것이 아니라 온몸의 피부로 호흡하는 방법으로서 높은 경지의 수련자가 하는 방법으로 알려졌다. 현대인에게 이 방법은 매우 무리한 방법일 것이다.

5) 지식법(止息法)

숨을 내쉬고 나서 일정시간 멈추었다가 들이쉬고, 숨을 들이쉬고 나서 일정시간 멈추었다가 내쉬는 방법이다. 초보자는 무리가 될 수도 있으니 어느 정도 수련이 된 다음에 이용하는 것이 좋고, 특히 심장 질환이 있는 경우에는 심장에 부담을 줄 수 있으므로 주의하여야 한다.

4. 호흡의 자세

호흡의 자세는 여러 가지가 있는데 상황에 따라서 적절한 방법을 택해서 한다. 초보자는 처음부터 어려운 자세를 취하지 말고 몸에 무리가 가지 않도록 편한 자세에서 시작해서 차츰 자세를 바꾸어 가는 것이 좋다.

1) 좌식(坐式)

앉아서 하는 자세로서 일반적으로 가장 많이 사용하는 방법이다. 자세를 바르게 하고 앉아서 척추와 머리는 곧게 세우고, 턱을 약간 당겨 몸이 약간 앞으로 숙여진듯하게 앉아서, 어깨와 목에 힘을 빼고 양손은 양 무릎 위에 올려 놓는다. 가부좌를 할 때에는 왼쪽과 오른쪽 발을 교대로 하여 균형을 이루는 것이 좋다.

(1) 결가부좌(結跏趺坐)

우측 발을 왼쪽 넓적다리 위에 얹고, 좌측 발은 오른발과 교차로 오른쪽 넓적다리 위에 올려놓는다. 양 발바닥은 하늘을 향한다. 좌측 발을 먼저 오른쪽 허벅지에 올려도 상관없다.

(2) 반가부좌(半跏趺坐)

우측 발만 왼쪽 넓적다리 위에 얹는다. 역시 좌측 발을 우측 넓적다리에 올려놓아도 된다.

(3) 평가부좌(平跏趺坐)

양 다리가 서로 포개지지 않게 편안한 자세로 앉는다.

(4) 궤좌법(跪坐法)

두 발의 엄지발가락이 서로 맞닿게 하여 무릎을 꿇고 앉는다.

2) 입식(立式)

서서 하는 자세로서 병약자에겐 쉽게 무리가 올 수 있다.

(1) 정입식(正立式)

양발을 어깨 넓이로 벌리고 척추는 곧게 세우고 서 있는 자세이다.

바르게 선 자세에서 몸의 중심을 60% 정도 앞발 쪽에 준다. 바른 자세
로 서서 뒤꿈치를 살짝 들면 무게 중심이 앞발 쪽으로 가는 걸 느끼게
되는데 이때 뒤꿈치를 바닥에 살짝 대면 된다. 호흡을 할 때는 가슴과
어깨 등 상체에 힘이 가지 않도록 상체에 힘을 최대한 뺀다.

(2) 참장식(站庄式)

기마자세를 취하는 자세.

(3) 보식(步式)

걸으면서 보행에 맞추어서 호흡을 한다.

체조를 할 때에도 동작에 맞추어서 호흡을 한다.

3) 와식(臥式)

누워서 하는 자세로서 흔히 몸이 피곤할 때나 몸이 불편한 사람이 이용하
는 자세다. 단전호흡을 처음으로 시작할 때에 호흡법을 익히기 위해서 처음
며칠간은 누워서 호흡연습을 하기도 한다.

(1) 앙와식(仰臥式)

얼굴을 위로 하여 반듯이 눕는 자세로서 와식에서는 가장 많이 사용하
는 자세다.

(2) 측와식(側臥式)

옆으로 눕는 자세이다.

Ⅳ 조심법(調心法) ― 마음 다루기

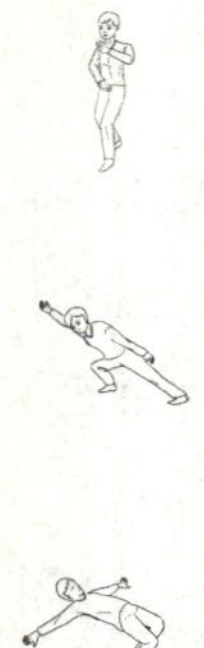

기공에서는 육체의 수련과 함께 마음의 수련도 대단히 중요시하는데 마음의 수련을 조심(調心)이라 한다. 격노를 한다거나 정서가 불안정하다거나 편치 못한 마음의 상태, 즉 화병(火病)은 건강을 해치는 원인이 된다. 이 조심법은 편치 못한 마음 상태를 평온한 상태로 전환시킴으로써 몸과 마음을 모두 건강하게 하고자 하는 것이다.

건강의 근본은 마음이 안정되어야 한다. 건강은 육체에 관한 것으로 이해하기 쉽지만 더 중요한 부분은 정신에 달려 있다. 약유신병(若有身病)하면 선치기심(先治其心)하라(만약 몸에 신병이 있으면 먼저 그 마음을 다스려야 한다)는 잠언이 있는가 하면 병생어 난심(病生於亂心)하고 심섭이(心攝而)면 자요(自療)라(병은 마음이 어지러운 데서 생기고 마음을 다잡아 안정을 얻으면 스스로 낫는다)고까지 하였다. 그릇에 무엇을 담느냐에 따라서 그 그릇의 쓰임이 다르다. 항아리에 꿀을 담으면 꿀 항아리, 물을 담으면 물 항아리, 사람의 마음도 마찬가지다. 마음은 기(氣)를 담는 그릇이라 할 수 있는데, 마음이 고요하면 숨결도 고요하고 숨결이 거칠면 마음도 거칠게 된다. 마음이라는 그릇에 어떤 감정과 생각을 담느냐에 따라서 건강에도 많은 영향을 미친다. 뒤에 인간의 감정이 오장육부에 미치는 영향을 표로 정리해 놓았다. 화를 내거나 긴장을 하거나 마음이 불안하게 되면 기가 상기(上氣)되어 호흡이 가빠지고 거칠어지며, 입 안이 마르고 숨이 위로 차오른다. 때문에 마음을 편안히 하는 것이 무엇보다 중요하다.

신라시대의 원효대사는 당나라로 공부하러 가는 도중에 산중에서 잠을 자다가 목이 말라 옆에 바가지에 담긴 물이 있기에 그것을 달게 마셨다. 다음날 아침 날이 밝아서 보니 그것은 해골바가지에 담긴 물을 마셨음을 알게 된다. 원효대사는 순간 구역질이 났다. 더럽다는 마음이 구역질을 불러온 것이고 일체유심조(一切唯心造)라고 크게 깨닫고 진리는 자기 마음속에 있다는 것을 알고 발길을 돌린다. 모든 것은 마음이 하는 것 즉 마음먹기에 달렸다는 이야기다. 이렇듯 모든 것이 마음에서 비롯된다.

도를 닦는 사람들은 대부분 참선(參禪)을 한다. 이 방법도 조심법(調心法)의 하나인 명상법으로서 마음수련이다. 참선도 여러 가지가 있는데, 그 가운데 우리가 잘 아는 화두선(話頭禪)이란 방법은 어떤 의문을 화두(話頭)로 잡고 그것만 생각하면서 마음을 한 곳에 집중하는 것이다.

동양의학에 기행즉신행(氣行卽神行)이요 신행즉기행(神行卽氣行)이라는 말이 있다. 즉 기가 가는 곳에 마음이 가고, 마음이 가는 곳에 기가 간다는 말이다. 그런고로 마음으로 기의 흐름을 조절할 수가 있는 것이다.

1.명상(瞑想)호흡하기 – 좌선(坐禪)

　명상호흡은 긴장을 풀어 주고 심신을 안정시켜 몸과 마음을 건강하게 만들어 준다. 조용히 두 눈을 감고 생각을 하나로 모은 후 만들어내는 평화와 안정의 세계, 이것이 명상을 하는 사람들이 얻고자 하는 느낌일 것이다. 명상가들의 궁극적 목표는 무념무상(無念無想), 무아지경(無我之境)에 도달하는 것이겠지만 일반인들은 몸과 마음이 편안해지는 것을 경험하도록 노력해야 한다.

　명상은 만병의 원인인 스트레스와 긴장을 인간으로부터 덜어 준다. 명상은 기본적으로 기존의 의식 상태를 변화시켜 자아를 성찰하게 한다. 더 나아가 타인과 자연에 대해 일치감을 갖게 하고 삶을 능동적으로 받아들이게 한다. 무엇보다도 명상을 하면 신체의 긴장이 줄어들고, 정서가 안정됨에 따라 몸의 면역체계가 강화되고, 생리적인 대사가 균형을 이루어 에너지 효율이 높아진다. 외부 자극에 의해 늘 긴장된 의식을 현실세계로부터 잠시 떼어놓아, 밖으로 향했던 마음을 자신의 고요한 내적인 세계로 향하게 만들기 때문이다. 이 과정에서 심리적인 안정을 얻고 마음이 고요해지며 정화되는 느낌을 받을 수 있다. 나아가 육체적으로도 몸이 자연상태로 돌아가게 된다.

　명상은 현대의학으로는 자율신경을 효과적으로 다스리는 것이라고 한다. 과도한 스트레스로 인하여 요즈음 대부분의 병은 자율신경의 리듬이 파괴되어서 생겨나는 것이다. 소화불량과 속쓰림, 두통, 요통, 불면증, 가슴두근거림, 설사, 변비 등 여러 가지로 나타난다. 소위 신경성 병인 것이다. 의사들은 신경성이니까 신경 쓰지 말라고 말하지만, 내 마음대로 신경을 조절할 수 있으면 얼마나 좋겠는가. 대부분의 자율신경 가운데 긴장 때에 작동하는 교감신경이 우세하고 이완 때 작동하는 부교감신경이 억압된 때문인데, 스트레스에 시달리는 현대인들은 대부분 부교감신경이 억압되어 있다. 명상은 부교감신경을 원상 복구하고, 대신 교감신경을 누그러뜨리는 효과가 있다고 한다. 따라서 자율신경이 관장하는 모든 생리현상이 원활하게 작동하게 될 것이다.

단전호흡과 명상은 마음을 움직여서 우리 인체가 얻는 큰 힘인 것이다. 도를 닦는 사람에게는 깨달음일 것이고, 환자에게는 잠재적 치유 능력일 것이다. 깊고 편안한 수면이 건강에 좋은 것처럼, 깊고 조용한 명상을 통해서 치유력이 발동되는 것이다. 최근 '제3의 의술'이라고 하여 심신을 관리하는 생체자기제어요법으로 명상치료요법을 많이 활용하고 있다.

2. 명상을 하는 방법

정좌를 하고 척추를 바로 세우고 목과 어깨 등 상체에 힘을 빼고 앉아서 두 눈을 살며시 감고 깊게 호흡한다. 이때 의식을 하단전에 두고 요추 2, 3번 사이에 있는 명문(命門)혈로 좋은 기운이 들어온다고 마음속으로 느끼면서 단전호흡을 하는 것이 중요하다. 처음에는 숨을 들이쉬면서 하나, 둘, 셋, 넷, 다섯을, 내쉬면서 하나, 둘, 셋, 넷, 다섯을 세면서 마음을 정리한다. 처음에는 들려오는 소음이나 잡다한 생각 등에 의해 흔들릴 수 있다. 명상 중에 오는 잡다한 생각에 빠지지 않도록 주의하되 억지로 집중하려고 너무 애쓸 필요는 없다. 호흡을 자연스럽게 반복하다 보면 자연스럽게 집중하게 된다. 피로하거나 몸이 불편할 때는 편안히 누워서 해도 좋다. 몸이 아픈 사람은 아픈 부위에 의념(意念)을 보내면서 한다. 의념이란 편안해지는 느낌이나 혹은 몸이 나아지는 느낌 등 긍정적인 마음을 보내는 것을 말한다. 이런 긍정적인 마음의 의념은 좋은 에너지가 되어 아픈 부위에 작용하게 된다.

초보자라면 한 번에 약 10분 정도만 명상을 하고 1개월 후에 15분 정도로 늘려나가면 좋다. 어느 정도 익숙해지면 20분 내지 30분 한다. 천천히 진행하다 보면 명상에 익숙해지면서 편안해지는 것을 느낄 수 있다. 그러나 몸이 불편하거나 힘이 들 때는 억지로 시간을 늘릴 필요는 없다.

어느 정도 단전으로 호흡하기가 익숙해지면 어떤 좋은 말이나 구절을 계속 반복해서 집중하는 것도 좋다. 좋은 말이나 구절을 소리내지 않고 머리 속으로 되뇌이면서 호흡과 리듬을 맞춘다. 이때 나에게 개인적으로 강한 의미를 갖고 있는 단어나 구절을 선택한다. 신앙생활을 하는 사람이라면 어떤 경전의 한 단어나 한 구절을 떠올리며 호흡을 할 수도 있다.

기독교 신자라면 예수님의 말씀을, 불교 신자라면 좋아하는 부처님의 말씀을 화두(話頭)로 삼아 명상을 하면 된다. 그밖에 내가 소망하는 어떤 일을 떠올리며 호흡을 해도 좋다. 좋은 기도의 효과가 있을 것이다.

자연을 마음속으로 그리면서 명상을 해도 좋다. 동해의 떠오르는 태양을 연상해도 좋고, 흰 구름이 두둥실 떠 있는 푸른 하늘을 연상하면서 호흡을 해도 좋다. 아름다운 꽃을 떠올리며 그 꽃향기가 내 몸으로 들어온다고 연상을 하면 정말로 그 향기가 내 안으로 들어오는 것처럼 향기가 느껴지기도 한다.

조용한 명상음악을 들으면서 명상을 하면 효과를 더 높일 수 있다. 산골짜기의 흐르는 물소리나 새가 노래하는 소리 등 자연의 소리를 들으면서 명상을 하면 훨씬 효과적이다. 듣기 좋고 감동적인 음악과 자연의 소리는 마음속 깊이 스며들어, 차츰 마음을 안정시키는 동시에 기를 진정시켜 호흡을 깊고 완만하게 한다. 요즈음은 음악으로 병을 치료하는 요법도 많이 사용하고 있는데, 음악 요법은 특히 자폐증이나 치매, 우울증 등 정신질환에 효과가 좋다. 자연의 소리나 음악을 들으면서 마음을 정화시키는 것도 건강의 좋은 비결이다.

또한 명상의 효과를 높이기 위하여 아름다운 향을 사용하기도 한다. 보다 효과적인 명상을 위해서 은은한 향을 공기 중에 퍼지도록 하고 향이 온몸으로 퍼지는 것을 느껴보자. 은은한 향기 속에서 몸과 마음이 평화의 세계로 몰입하게 됨을 경험하게 될 것이다. 예로부터 동양의학에서는 향을 여러 가지 치료에 응용해 왔다. 아름다운 향은 긴장을 완화시키고 마음을 안정시키어 기분이 좋아진다.

향기요법에서 주로 많이 사용하는 라벤다는 마음을 정화시켜 주고 심신의 안정을 유도하는 작용이 있으므로 우울증, 불면증 등에도 많이 응용하는 향이다. 박하향은 정신적 피로, 집중력, 기억력이 떨어질 때 좋다. 자스민향은 우울하고 자신감이 부족할 때 불감증 등에 많이 사용하고, 레몬향은 감정이 흥분될 때 마음을 차분하게 해주며 머리가 상쾌하게 된다.

1)명상 – 좌선의 자세에 대하여

명상의 자세는 결가부좌, 반가부좌, 평가부좌, 궤좌법 중에서 편안한 자세를 택해서 하는 것이 좋다. 결가부좌를 고집하는 사람이 있는데, 초보자가 결가부좌를 하기란 여간 어려운 일이 아니기 때문에 처음에는 편안한 평가부좌나 반가부좌 자세로 하는 것이 좋다.

흔히 좌선 시에 손은 양쪽 엄지손가락 끝을 서로 가볍게 연결하고 나머지 네 손가락도 연결하여 둥그렇게 타원형으로 만들어서 하단전 앞에 가볍게 놓는 방법이나, 한 손은 손바닥이 위로 향하게 다른 한 손은 손바닥이 아래쪽으로 서로 손바닥이 상하로 마주 향하게 하여 단전 앞에 두는 방법을 많이 쓰고 있는데, 군이 이런 방법이 아니라도 그냥 자연스럽게 무릎 위에 가볍게 올려 놓아도 좋다. 그밖에 좌선의 자세로는 중국 송(宋)나라 때의 나온 선법(禪法)의 대전(大典)으로 알려진 『좌선의』(坐禪儀)에 의하면

첫째는 척추를 곧게 세워라,

둘째는 코끝과 배꼽이 수직이 되게 하라.

셋째는 귀와 어깨도 수직이 되게 하라.

넷째는 혀끝을 입천장에 대라.

다섯째는 입술과 이를 맞대어 다물어라,

여섯째는 배꼽 밑에 단전에 힘을 주고 앉으라는 것이다.

2) 명상 시 - 눈감기에 대하여

명상을 할 때 눈을 뜰 것이냐(開目), 감을 것이냐에(閉目) 대하여는 각기 다른 주장을 하기도 한다. 중국의 고전(古典)에도 보면 눈을 뜨라고 가르치는 곳도 있지만 눈을 감으라고 가르치는 곳이 더 많이 발견된다. 『좌선의』(坐禪儀)에 의하면 눈을 반쯤 떠서(半開法) 졸음을 피하라고 되어 있다. 우리 나라 전통수련을 집대성한 『삼법회통』(三法會通)이나 『수진비록』(修眞秘錄)에도 눈을 감으라고 되어 있다.

이렇게 상반된 입장을 보이는 것은 눈을 감으면(閉目) 졸음에 빠지기 쉽다는 것이고, 또한 헛것이 감은 눈 속에 나타나 마음을 산란케하고 입마(入魔)에 빠지기 쉽다는 것이다. 눈을 감고 명상에 들면 바로 마귀의 소굴로 들어가는 것이라고 말하는 사람도 있다. 실제로 심허(心虛)의 경향이 있는 사람들이 눈을 감고 좌선을 하다보면 헛것이 눈앞에 보일 때가 있는데, 이런 현상이 나타날 때는 즉시 눈을 떠야 한다.

눈을 뜨면(開目) 물체가 눈앞에 보이기 때문에 의식집중이 잘 되지 않고 쉽게 명상에 들어가기가 어렵다. 그러므로 두 눈을 살며시 감고 명상에 들어가는 것이 좋은 방법일 것이다. 눈을 뜨면 눈앞에 보이는 것만이 자기 세계지만 눈을 감으면 온 우주가 자기 세계가 되는 것이다.

저자는 명상을 할 때 눈을 감고(閉目) 한다. 그러나 눈을 뜨느냐 감느냐는 자기 형편에 따라서 선택의 문제라고 할 수 있다. 어느 것이 절대적이라고 고집할 필요는 없다. 눈을 감았을 때 졸음이 온다면 눈을 뜰 수도 있고, 감은 눈 속에 헛것이 보인다면 눈을 뜨면 되는 것이다.

 우리 몸속의 숨어 있는 기(氣)를 살리자

3)명상 전에 유의사항

좌선을 시작하기 전에는 반드시 도인법으로 몸을 풀어 주고 시작한다. 좌선에 들어가기 전에 이런 도인법을 행하면 자세가 바로잡힐 뿐만 아니라 명상효과도 더 크다. 명상이 끝난 다음에도 도인법으로서 몸을 풀어 주어야 한다.

- 명상은 가능하면 조용한 곳을 선택해서 한다.
- 눈앞에 여러 가지 물건이 널려 있지 않은 곳이 좋다.
- 밤에는 너무 어둡지 않고 낮에는 너무 밝지 않은 곳이 좋다.
- 겨울에는 따뜻하고, 여름에는 통풍이 잘 되는 곳이 좋으며 바람이 세게 부는 곳은 피한다.
- 연기나 좋지 않은 냄새가 들어오는 곳도 좋지 않다.
- 잠이 부족할 때나 극도로 피곤할 때는 피한다.
- 음식을 많이 먹었을 때나 배고플 때는 피한다.
- 의복은 간편하고 꽉 끼지 않는 것으로 하고 허리끈을 꽉 조이지 않는 것이 좋다.

3. 아침 · 저녁 명상 호흡하기

아침에 잠에서 깨어나 하는 방법과 저녁에 잠자리에 들어서 하는 방법이다. 잠에서 깨어나 그 자리에서 10여 분 간 호흡을 하고 일어난다. 호흡은 단전호흡을 하되, 대자연 속의 우주의 좋은 기가 내 몸속으로 들어온다는 마음을 가지고 호흡을 한다. 그리고 그 좋은 기가 들어와서 내 몸에 퍼져 활력이 넘치는 기분을 갖는다.

아침마다 이렇게 호흡을 하고 일어나면 훨씬 피로가 풀리고 기분이 좋을 것이다. 특히 반수면 상태에서 의념을 갖고 호흡을 하면 자기 암시 효과가 훨씬 크다. 저녁에 잠자리에 들어서도 마찬가지로 잠이 들 때까지 호흡을 한다. 그러면 잠도 쉽게 들고 특히 불면증이 있는 사람은 잠이 든다는 자기 암시를 주면 최면 효과가 좋다. 의념(意念)은 자기 나름대로 좋은 것으로 선정해서 해도 된다. 기도를 해도 좋다. 이렇게 지속적으로 하다보면 자기 잠재의식 속에 새겨져서 몸과 마음의 많은 변화가 있을 것이다.

4. 스트레스 풀기

요즈음 많은 사람들이 긴장 속에서 살며 스트레스를 많이 받아서 그런지, 각종 신경성 질환이 늘고 있다고 한다. 항상 불안하고 초조하며 신경질적인 사람들이 많다고 하는데, 스트레스는 만병의 근원이다. 그럴 땐 몸과 마음의 긴장을 풀어 주는 것이 좋다는 건 누구나 잘 아는 사실이지만 그것이 맘대로 쉽게 되질 않는다. 무언가 일이 꼬여서 답답할 때나 어떤 일로 스트레스를 받을 때 쉽게 풀 수 있는 간단한 호흡방법을 소개한다.

피곤하거나 스트레스를 받을 때에는 약 10여 분 간의 이완호흡이 효과가 좋다. 전신에 긴장을 풀어 주는 이완호흡의 방법은

① 편안한 자세로 앉아서(의자에 앉아도 좋고 바닥에 앉아도 좋다) 척추를 바로 세우고

② 어깨와 온몸의 힘을 빼고 눈은 살며시 감고, 파도 소리가 들리는 시원한 바다를 마음속으로 그려 보기도 하고 하얀 눈이 덮인 아름다운 산야를 그려봐도 좋다.

③ 숨을 아랫배가 나오도록 깊숙이 들이쉬고, 아랫배가 나오면서 내쉬는 4박자의 단전호흡을 10여 분간 한다.

 우리 몸속의 숨어있는 기(氣)를 살리자

④ 숨을 들이쉬면서 "내·마·음·이", 숨을 내쉬면서 "편·안·하·다"를 마음속으로 반복한다. 누군가와 싸웠을 때는 그 사람을 생각하면서 "용·서·한·다"를 반복해서 되뇌이면 좋은 효과가 있다. 상사에게 야단을 맞거나 열 받는 일이 생겼을 때 이완호흡을 하면 화가 가라앉고 기분이 차분하게 될 것이다.

5. 중화탕(中和湯)

앞에서도 잠깐 소개했지만 퇴계(退溪) 이황(李滉 1501~1570)선생의 『활인심방』(活人心方)을 보면 이런저런 처방이 듣지 않고 의술로서도 치료가 안 될 때는 중화탕을 쓰라고 했다. 활인심방이란 '사람을 살리기 위해서는 우선 마음부터 안정시키고 바로잡는 방법'이라는 뜻이다. 중화탕은 실제로 복용하는 물질적 약이 아닌 마음속에 처방으로서 마음을 다스려 주는 처방이다. 그야말로 돈 들지 않는 모든 현대병도 고칠 수 있는 좋은 처방이란 생각이 들어서 그 처방을 소개한다. 스트레스로 인하여 건강을 해치기 쉬운 현대 정신노동자들에게 한번 시도해봄즉한 매우 좋은 처방으로 다음과 같다.

- 사무사(思無邪) : 사악한 일을 생각하지 말라
- 행호사(行好事) : 좋은 일만을 행하라
- 막기심(幕欺心) : 스스로 속이는 마음을 없애라
- 행방편(行方便) : 편안하게 행동하라
- 수본분(守本分) : 자기의 분수를 지키라
- 무성실(務誠實) : 모든 일은 참되고 성실하도록 힘쓰라
- 제교사(除狡詐) : 교활하고 간교한 마음을 버리라
- 막질투(莫嫉妬) : 시기하거나 미워하지 말라

- 순천도(順天道) : 하늘의 뜻을 따르라
- 지명한(知命限) : 자신의 수명의 한계를 알라
- 청심(淸心) : 마음을 맑게 가져라
- 과욕(寡慾) : 지나치게 욕심을 부리지 말라
- 인내(忍耐) : 어려움을 참고 잘 견디라
- 유순(柔順) : 부드럽고 공손하라
- 겸화(謙和) : 겸손하고 온화하라
- 지족(知足) : 분수에 만족할 줄 알라
- 염근(廉謹) : 청렴하고 몸가짐에 신중하라
- 존인(存仁) : 어진 일을 행하라
- 절검(節儉) : 검소하고 절제하라
- 처중(處中) : 너무 지나치거나 너무 부족하지 않게 하라
- 계폭(戒暴) : 포악한 언동을 경계하라
- 계살(戒殺) : 남을 해치거나 죽이는 짓을 경계하라
- 계노(戒怒) : 함부로 성내지 말라
- 계탐(戒貪) : 탐욕을 부리지 말라
- 지기(知機) : 기미를 미리 알라
- 활퇴(活退) : 옳지 못한 것을 과감히 물리쳐라
- 수정(守靜) : 고요함을 지키라
- 신독(愼獨) : 몸가짐과 언행에 신중하라
- 보애(保愛) : 항상 사랑하는 마음을 지녀라
- 음즐(陰騭) : 은연중에 덕을 쌓아라

위에 30가지의 재료 중 필요한 것을 잘 섞어, 씻어서 가루로 만들어서 심화(心火) 한 근과 신수(腎水) 두 대접을 넣고 느긋하게 달여서 수시로 복용한다. 위의 재료는 실제의 약재가 아니지만 오행의 화(火)는 인체의 심(心)에

 우리 몸속의 숨어 있는 기(氣)를 살리자

해당하고 수(水)는 신(腎)에 해당하므로 심화(心火)와 신수를 넣고 잘 섞어서
복용하라는 것이다. 현대의학에서 우리 몸의 면역체계를 바로잡기 위해서
웃음치료, 음악치료, 무용치료 등과 같이 옛 선조들의 지혜가 넘치는 심리치
료 처방이다.

Ⅳ 조식법(調食法) — 음식 다루기

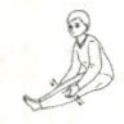

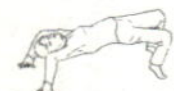

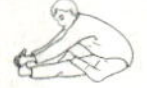

1. 건강섭생법(健康攝生法)

앞서 기공편에서 육체를 조절하는 조신법과 호흡을 조절하는 조식법 그리고 마음을 조절하는 조심법에 대해서 설명하였다. 여기에서 이야기하는 조식법은 식이요법(食餌要法)으로서 섭생(攝生)을 말한다. 건강을 유지하는데 섭생은 대단히 중요하다. 사람은 먹고 숨을 쉬는 것으로 생명을 부지하게 됨으로 좋은 공기와 좋은 물과 함께 좋은 음식을 섭취하는 것이 매우 중요하다. 여기서 좋은 음식이란 값이 비싸고 기름지고 귀한 음식을 말하는 것이 아니고 자기 체질이나 자기 몸에 맞는 음식이 좋은 음식인 것이다. 그러므로 일상생활에서 우리가 먹는 음식을 매우 유의하여 살펴볼 필요가 있다.

사람에 따라서 체질이 모두 다르고 몸의 상태가 다르기 때문에 몸에서 필요로 하는 영양도 각기 다르다. 사람에 따라 열이 많은 열(熱)체질인 사람이 있는가 하면, 몸이 찬 한(寒)체질인 사람도 있다. 열이 많은 사람이 열성(熱性) 음식에 속하는 닭고기, 개고기 , 양고기 등을 많이 섭취하거나, 반대로 몸이 찬 사람이 돼지고기, 메밀 등 한성(寒性) 음식을 많이 먹으면 균형이 깨져서 건강을 해치기 쉽다.

주위에서 음식을 잘못 먹고 병이 나는 사람을 자주 보게 된다. 어떤 사람은 성질이 찬 냉면이나 혹은 돼지고기를 먹으면 소화를 잘못시키고 설사를 하는 사람도 있다. 어떤 사람은 인삼만 먹으면 얼굴이 화끈거리고 열이 오른다고 한다. 어떤 사람은 술을 입에도 못 대는데 어떤 사람은 매일 적당량의 술을 즐겨 마셔 건강을 유지하는 사람이 있다. 이것은 그 사람의 신체 조건에 그 음식이 맞는 사람과 맞지 않은 사람이 있는 까닭이다. 이렇듯 사람마다 체질과 병증이 다르기 때문에 개인의 신체조건에 따라 올바른 섭생을 함으로써 조절을 잘 해 나가야 할 것이다. 만약 잘못된 섭생을 고치지 않고 장기간 계속 한다면 결국은 신체의 조화를 잃게 되어 각종 질병을 유발하게 된다.

식약동원(食藥同源)이란 말이 있다. 우리가 평소에 먹고사는 음식물과 병을 고치는 약은 같은 근원에서 나온다는 뜻이다. 그러니까 평소에 섭취하는 음식물도 체질과 건강상태에 따라서 잘만 섭취한다면 그 음식이 약이 되어서 우리 몸에 조화를 잘 맞춰줄 수 있는 것이다. 다만 평소에 섭취하는 음식물은 순하고 맛이 있게 일정량을 꾸준하게 먹는 것이지만 약은 좀더 강하게 소량을 단기간에 먹도록 한 것이라고 할 수 있다. 옛날 노인들이 하루 세끼 먹는 밥이 보약이라는 말이 얼마나 옳은 말인지 모른다.

사람마다 신체 각 부위의 허(虛)한 곳과 실(實)한 곳이 다르기 때문에 특별히 허한 부분에는 좀더 많이 영양을 공급해 주는 것이 건강섭생법이다. 예컨데 일반적으로 소금이 하루에 10g정도 필요하다면 그 필요량이 체질과 몸의 상황에 따라서 다르다는 이야기다. 하루에 10g의 소금을 섭취해도 되는 사람이 있는가 하면 그보다 많은 양을 섭취해야 될 사람도 있다. 어떤 사람은 신맛이 나는 과일을 1개도 못 먹는 사람이 있는가 하면 아주 잘 먹는 사람도 있다. 또한 평상시엔 신 것을 싫어하지만 여자가 임신을 한 후에는 신 것이 먹고 싶다거나 또는 평상시에 좋아하던 음식도 임신 중에는 냄새만 맡아도 역겨워하는 것을 볼 수 있다. 이처럼 그때 그때 몸의 상태에 따라서 먹고 싶고 필요한 음식이 달라지게 되는 것을 알 수 있다.

각자의 체질과 몸의 상태에 따라서 음식의 기호가 달라진다. 내 몸에서 필요한 것은 자연히 먹고 싶어지고 필요치 않은 것은 먹기가 싫어진다. 운동을 하고 땀을 많이 흘리고 나면 몸 안에서 수분이 필요하여 목이 마르고 물이 먹고 싶어지는 것과 마찬가지로 음식도 몸에서 필요할 때에 자연히 입맛이 당기게 된다. 위장이나 소화기계통에 이상이 있으면 입맛을 딱 떨구어 빨리 회복되도록 하며 호흡기계통에 이상이 생기면 기침을 자주하게 하여 가래 등을 자주 뱉어내도록 한다. 이것은 신(神)이 인간에게 준 위대한 하나의 섭생과 치유의 방법이다. 그러므로 먹기 싫은 음식을 남이 좋다 하니까 억지로 먹어서는 안된다. 단백질, 지방질, 탄수화물, 무기질, 섬유질, 비타민, 아미노산 등 각종 영양소도 체질과 병에 따라서 조금 필요한 사람이 있는가 하면 보다 더 많이 섭취해야 될 사람이 있다. 그러므로 참다운 건강을 위해서는 오묘한 자연의 섭리를 이해하고 자연에서 얻은 음식을 골고루 때에 맞게 올바르고 지혜롭게 섭취하는 일이 매우 중요하다.

질병은 체내의 음양(陰陽)의 균형이 깨졌을 때 발병하므로 오장육부 중에서 약한 장부에 필요한 영양을 공급하여 균형을 맞추어야 한다. 곧 허(虛)한 부분에 영양을 보충해 주어 음양의 균형을 맞춰 줌으로써 체질을 개선하고 건강을 유지할 수 있다.

사람이 매일 먹고 마시는 음식을 허(虛)한 장부에 더 많이 영양을 공급하여 균형을 맞추어 줌으로써 우리의 몸을 건강하게 하여야 할 것이다.

  우리 몸속의 숨어 있는 기(氣)를 살리자

2. 음식의 맛에 따라 인체의 장부(臟腑)에 미치는 영향

1) 맛의 성질

모든 음식의 맛은 신맛(酸), 쓴맛(苦), 단맛(甘), 매운맛(辛), 짠맛(鹹), 떫은맛(澁) 그리고 담담한맛(淡) 등 크게 일곱 가지로 구분할 수 있는데, 그 맛에 따라서 인체의 오장육부에서 작용하는 성질이 다르다.

- 신맛(酸)은 흐름을 지체시키는 성질이 있고,
- 쓴맛(苦)은 하강(下降)하고 건조(乾燥)시키는 성질이며,
- 단맛(甘)은 보(補)하는 작용을 하면서 윤택(潤澤)하게 하고,
- 매운맛(辛)은 분산(分散)시키는 성질이 있어 정체된 것을 풀어 주며,
- 짠맛(鹹)은 침투성(浸透性)이 강하고 저장(貯藏)의 성질이 있으며 굳을 것을 연하게 한다.
- 떫은맛(澁)은 거두어들이는 성질로서 흐름을 지체(遲滯)시키며,
- 담담한맛(淡)은 수분을 삼출(滲出)시켜 이뇨(利尿) 작용을 한다.

2) 맛으로 보는 오장육부에 유익한 식품의 구별

동양의학에서는 맛에 따라서 인체의 특히 오장육부에서 미치는 작용도 다르다고 본다. 여기서 말하는 맛이란 우리가 평소에 입맛으로 직접 느끼는 것과는 조금 다를 수도 있다. 특히 곡식이 그런 예가 많이 있는데, 예를 들자면 팥은 신맛의 곡식으로 분류하는데, 팥을 날로 먹거나 익혀서 먹을 때 신맛을 느끼지 못한다. 그러나 팥을 삶아 놓으면 다른 곡식보다 빨리 시어지는 것을 알 수 있다. 또 다른 예로 수박에는 단맛 외에 신장과 방광에 작용을 하는 지린맛이 들어 있어 이뇨작용을 돕는데, 평소에는 달게만 느끼고 지린맛을 잘 느끼지 못한다. 그러나 잘 익지 않은 어린 수박에서는 지린내를 느낄 수 있다. 건강 상태에 따라서 맛의 감각을 잘 느끼지 못하고 감각이 둔화되었기 때

문이기도 하지만 맛에 민감한 사람이 있는가 하면 그렇지 못한 사람도 있기 때문에 평소의 느끼는 맛하고는 약간 다를 수도 있다.

(1) 간(肝)과 담(膽)에 좋은 식품

신맛(酸), 누린내 나는 식품이 좋다. 오행에 목(木)에 속하는 신맛과 누린 내가 나는 식품은 간장과 담낭에 작용을 한다.

- **곡류** 보리, 팥, 밀, 메밀, 강낭콩, 동부, 완두콩, 땅콩, 들깨, 참깨, 두부
- **과류** 자두, 귤, 딸기, 포도, 모과, 사과, 앵두, 유자, 매실, 잣, 호두.결명자
- **채류** 부추, 신 김치, 신 동치미, 깻잎
- **육류** 개고기, 닭고기, 계란, 메추리, 동물의 간, 쓸개, 북어
- **기타** 우유, 식초

(2) 심장(心臟)과 소장(小腸)에 좋은 식품

쓴맛(苦), 단내(焦) 나는 식품이 좋다. 화(火)에 속하는 쓴맛과 단내는 심장과 소장에 작용을 한다.

- **곡류** 수수(黍)
- **과류** 살구, 은행, 자몽, 해바라기씨
- **채류** 근대, 냉이, 상추, 쑥갓, 샐러리, 쑥, 씀바귀, 고들빼기, 취나물, 영지, 익모초, 더덕, 도라지
- **어육** 염소
- **기타** 술, 면실유, 커피, 녹차, 홍차

(3) 비장(脾臟)과 위장(胃腸)에 좋은 식품

단맛(甘), 구수한내(香), 흙 냄새의 식품이 좋다. 토(土)에 속하는 단맛과 고소한 맛은 비장과 위장에 작용을 한다.

- ■ 곡류 기장쌀, 찹쌀
- ■ 과류 참외, 호박, 대추, 감
- ■ 채류 고구마줄기, 미나리, 시금치, 마, 칡뿌리, 연근, 고구마
- ■ 어육 쇠고기, 토끼고기, 동물의 위장 및 지라, 미꾸라지
- ■ 기타 엿기름, 꿀, 흑설탕, 잼, 엿, 포도당, 마가린, 버터, 우유,

(4) 폐장(肺臟)과 대장(大腸)에 좋은 식품

매운맛(辛), 비린내(腥), 박하향의 식품이 좋다. 금(金)에 속하는 매운맛
과 비린내는 폐와 대장에 작용을 한다.

- ■ 곡류 현미, 율무
- ■ 과류 배, 복숭아
- ■ 채류 파, 마늘, 고추, 달래, 양파, 무, 배추
- ■ 어육 말, 고양이, 생선류, 조개류, 동물의 허파와 대장
- ■ 기타 박하, 후추, 생강, 고추장, 겨자

(5) 신장(腎臟)과 방광(膀胱)에 좋은 식품

짠맛(鹹), 지린내, 고랑내(腐)의 식품이 좋다. 토(土)에 속하는 짠맛과 지
린내는 신장과 방광에 작용을 한다.

- ■ 곡류 검정콩, 쥐눈이콩
- ■ 과류 밤, 수박
- ■ 채류 미역, 다시마, 김, 파래, 각종 해초류, 콩잎,
- ■ 어육 돼지고기, 해삼, 동물의 생식기 및 콩팥
- ■ 기타 소금, 된장, 두부, 간장, 굼벵이, 지렁이, 새우젓, 명란젓, 조개젓,
  각종 젓갈류

(6) 심포(心包)와 삼초(三焦)에 좋은 식품

제2장 기(氣)와 오장육부(五臟六腑)에서 다시 설명하겠지만 여기서 말하는 심포와 삼초는 형은 없고 기능만 있는 장부(臟腑)이다. 심포는 심장의 기능을 일컫는 것으로 흔히 욕을 할 때 '심뽀가 나쁜 사람' 이라고 하는데 이 심포에서 연유된 것이다. 어떤 학자는 심포는 심장을 감싸고 있는 막이라고 하는 사람도 있다. 삼초는 전신의 기능활동을 관장하는 무형의 장부이다.

떫은 맛(澁), 담담한 맛(淡)의 식품이 좋다. 상화(相火)에 속하는 떫은 맛, 담담한 맛은 심포, 삼초에 작용을 한다.

- **곡류** 옥수수, 녹두, 도토리
- **과류** 토마토, 바나나
- **채류** 콩나물, 고사리, 양배추, 우엉, 송이버섯, 우무, 아욱, 당근, 감자, 토란, 죽순, 오이, 가지
- **어육** 양고기, 오리고기, 오리알, 꿩고기, 오징어, 명태
- **기타** 요구르트, 코코아, 로얄젤리, 덩굴차, 알로에, 화분, 번데기, 콜라

3) 질병에 따라 좋은 식품

동양의학에서는 모든 병은 오장육부의 음양(陰陽), 허실(虛實), 한열(寒熱), 조습(燥濕)의 불균형에서 온다고 보기 때문에 현대의학적으로 이름지어진 병명으로 치료를 하는 것이 아니라 음양, 허실, 한열, 조습을 조절하는 원리이다. 그러나 병명으로 이야기하면 일반적으로 이해하기가 더 쉬울 것이다.

(1) 고혈압에 좋은 식품

■ **심장성 고혈압**

특징은 얼굴에 붉은 색이 감돌며 가슴부터 시작하여 얼굴로 열기가 벌겋

게 달아오른다. 뒤로 넘어가는 느낌이 있으며 여기에 추가하여 심장, 소장으로 인해 나타나는 증상도 함께 브인다.

<좋은 식품> 쓴맛이 있는 식품이 좋다.

■ 신장성 고혈압

얼굴에 검은빛이 감돌며 뒷목부터 열기와 통증이 치밀어 올라 앞으로 넘어오는 듯한 증상을 느끼게 되며 신장, 방광으로 인한 모든 증상도 함께 나타난다. 그러나 신경성으로 인해서 뒷목과 등쪽이 밑으로 당기고 눌리는 것과 같은 증상과는 구분해야 한다.

<좋은 식품> 짠맛이 있는 식품이 좋다. 검은콩이 가장 좋다.

■ 심포, 삼초성 고혈압

심포, 삼초에 병이 생기면 한열의 조절 능력이 비정상적으로 되어 수시로 열이 올랐다 내렸다 한다. 이와 같은 경우 열이 올랐을 때 혈압을 측정하면 고혈압이 되고 내렸을 때 측정하면 저혈압이 된다. 이런 사람은 신경이 예민하고 극심한 불안, 초조함에 시달리고 있는 경우가 많으므로 공연히 고혈압에 대한 노이로제 증상까지 나타날 수 있다.

<좋은 식품> 심포, 삼초에 영양을 주는 떫은맛의 식품이 좋다. 떫은맛의 곡식으로는 옥수수, 녹두가 있다.

(2) 당뇨병에 좋은 식품

■ 비장과 위장에 원인이 있는 당뇨병

비장이 허약하여 인슐린의 생산능력이 저하되어 인슐린의 부족으로 인하여 혈당을 조절하지 못하는 관계로 과혈당이 되어 소변으로 배설되는 것이 당뇨병이다. 비장이 인슐린을 생산하지 못하면 비장을 강화해서 인슐린을 생산하도록 해야 할 것이다.

동양의학에서는 당뇨병을 소갈(消渴)이라 하는데, 이 소갈을 상소(上消),

중소(中消), 하소(下消)로 나눈다. 비장과 위장이 허약하여 발생되는 당뇨병은 중소에 해당된다. 중소는 음식을 많이 먹는 다식(多食)이 특징인데, 음식을 먹으면 갈증(渴症)이 감해지고 안 먹으면 심하다. 소변은 붉은색 또는 노란색으로 나타난다. 그리고 비장, 위장으로 인한 다른 증상도 함께 나타나는 것이 보통이다.

단맛은 비장에 기운을 북돋아 주어 비장을 튼튼하게 하므로 비장의 각종 기능이 왕성해지고 피로가 쉽게 없어진다. 단맛의 식품을 많이 섭취하면 당분간은 먹은 만큼 당이 배설되지만 차츰 비장의 기능이 좋아지면 혈당을 조절하는 물질이 생산되어 건강하게 된다.

<좋은 식품> 비장과 위장에 원인이 있는 당뇨병에는 단맛의 식품을 섭취해야 하는데 그 중에서 곡식으로는 기장쌀이 좋다.

■ 심폐와 심포, 삼초에 원인이 있는 당뇨병

이 당뇨병은 상소(上消)에 속하며 갈증이 나서 물을 많이 마시는 다음(多飮)이 특징이다. 소변은 자주 보나 양은 적고 소변이 맑다. 심포, 삼초가 허약하면 신진대사가 원활치 못해 흡수와 배설에 이상이 생겨 당이 기준치 이상으로 배설되는 증상을 보이며 열이 수시로 오르내리고 신경과민 반응을 보이고 심포, 삼초로 인한 여러 증상이 나타나기도 한다.

<좋은 식품> 심포, 삼초에 영양을 주는 떫은맛의 식품이 좋다. 옥수수 수염, 감나무 잎, 번데기 등이 좋고 곡식으로는 옥수수, 녹두, 조가 좋다.

■ 신장에 원인이 있는 당뇨병

이 당뇨병은 하소(下消)에 속하는데 특징은 소변을 많이 보는 다뇨(多尿) 현상이 나타난다. 소변은 분량이 많으면서 탁하다. 소변에서 당분만 검출되는 것이 아니라 단백질, 지방, 혈액 등의 물질도 같이 검출되기도 한다. 변기에 소변을 받아 보면 하얀 침전물질이 생긴다. 이것은 신장의 기능이 저하되어 배설물을 적절히 정뇨하지 못하고 당을 포함하여 여러 물질이 배설되기 때문이다. 이러한 경우는 인슐린보다는 속히 신장의 기능을 정상화시키는 노력을 해야한다.

<좋은 식품>　이런 경우에는 신장과 방광에 좋은 식품을 섭취해야 한다. 짠맛이 있거나 지린내 나는 식품이 좋다. 짠맛 나는 곡식으로는 검은콩이 좋다.

(3) 관절염에 좋은 식품

몸에 있는 관절은 모두 오장육부에 관련되어 있는데, 염증이 생기기도 하고 시리고 찬 증상이 나타나는가 하면, 통증이 있는 등 다양한 증세를 보이고 있다.

■ 팔꿈치 관절의 병

팔의 관절은 심장과 소장에 속해 있다. 그러므로 심장과 소장을 정상화시키면 팔꿈치를 아프게 하는 원인이 없어지게 된다. 심장, 소장에 좋은 식품으로는 쓴맛 나는 식품인데, 그 중에서 곡식으로는 수수가 좋다.

■ 견관절과 손관절의 병

어깨 관절의 중요 부분을 심포경맥과 삼초경맥이 통과하고 있기 때문에 견관절과 손관절이 아프고 통증이 생기며 붓는 증상 등이 나타나면 심포, 삼초에 좋은 영양을 주는 떫은맛의 식품을 섭취한다. 떫은맛의 곡식은 옥수수가 있다.

■ 무릎 관절의 병

무릎 관절에 통증이 있거나 부종이 있는 등 여러 가지 증상과 원인이 있을 수 있다. 주로 비만으로 인해 체중이 증가하여 무릎 관절을 피곤하게 하여 많이 발생한다. 비만증은 주로 비장과 위장의 병이며 무릎관절 또한 비장과 위장과 관련되므로 비장, 위장이 허약하면 무릎에 병이 생기게 된다. 따라서 비장과 위장을 튼튼하게 하고 무릎이 튼튼해지면 무릎의 병이 낫게 된다. 단맛이 있는 곡식으로는 기장쌀이 있다.

■ 손목 관절의 병

손목 관절은 폐와 대장과 관련된 관절이다. 그러므로 폐, 대장에 좋은 식품인 매운맛 식품을 섭취하면 이 부분이 강화되어 손목 관절에 나타나는 증상도 없어지게 된다. 손목이 시리거나, 차고, 통증이 생기고 부종이 나타나는 어떠한 증상이든 매운맛의 식품이 좋다. 곡식으로는 현미가 좋고 반찬 등도 매운맛의 식품을 섭취하면 좋다.

■ 발목 관절의 병

발목 관절은 신장, 방광에 관련이 있으므로 발목이 붓거나 시리고 아픈 증상 등이 나타나면 신장, 방광에 좋은 짠맛의 음식을 섭취한다.

그러나 짠것을 과다하게 섭취하면 심장에 무리를 초래할 수 있으므로 적당량을 섭취하는 것이 중요하다. 또한 체질과 병에 따라서 적게 먹어야 하는 경우도 있으며 많이 먹어야 하는 경우도 있다. 예컨데 불임 수술을 하면 신장, 방광이 허약해지므로 짠것을 보통 사람보다 많이 섭취해야 한다. 짠맛의 곡식 중에서는 검은콩이 가장 좋다.

(4) 위장병에 좋은 식품

■ 위산결핍증(胃酸缺乏症)

위산결핍증은 간, 담의 기능이 위축되어 담즙이나 기타 위산 등의 분비가 부족하여 음식을 소화시킬 만한 산과 담액이 분비되지 않는 증상을 말한다. 입 안이 마치 모래알을 씹는 것과 같은 증상이 생기고, 쓴맛이 돌고, 백태가 끼는 등 심하면 구역질로 음식이 넘어가지도 않는다. 곡식과 과일, 채소, 음료수 등 모든 것에서 신것을 골라 섭취하면 입에서 침이 나오고 각종 소화액이 분비되어 소화가 활발해진다. 또한 간, 담의 기능도 정상화되어 산결핍증(酸缺乏症)을 치료할 수 있다. 단것과 신것을 너무 많이 과식하면 산과다(酸過

 우리 몸속의 숨어 있는 기(氣)를 살리자

多)가 될 우려가 있으므로 주의하여야 한다.

■ 위산과다증(胃酸過多症), 위궤양, 위암

신것, 쓴것을 과다하게 먹으면 체내에 산이 많이 분비되어 산과다증(酸過多症)이 될 수 있다. 이렇게 되면 위장이 쓰리고 아프고, 나아가 위궤양, 위암까지로 발전될 수 있다. 이때에는 매운맛의 식품을 섭취하면 산의 분비를 억제할 수 있다.

■ 위무력증, 위하수

위하수, 위무력증 등은 위(胃)의 기(氣)가 허(虛)한 증상이므로 위의 기를 돋아주는 영양가 높은 음식을 취하는 것이 좋다. 주로 위에 좋은 음식을 섭취하면서 보기제(補氣劑)로 분류되는 인삼, 황기, 산약(마), 대추 등의 식품을 같이 쓰면 좋다.

(5) 두통에 좋은 식품

두통은 여러 가지 원인에서 발병함으로 정확한 규명을 하기가 어렵지만 동양의학적으로 분석한 식이요법은 다음과 같다.

■ 편두통

편두통은 머리 측면에 두통이 있는 증상을 말하는데, 담경맥이 머리의 측면을 통과하기 때문에 담과 관련이 있다. 그러므로 담에 좋은 식품을 섭취해야 하는데, 담에 작용을 하는 신맛이 있는 식품을 충분히 섭취하면 간, 담으로 인해 나타나는 모든 병과 편두통도 함께 사라지게 된다. 신맛이 있는 식품 중에서 가장 좋은 것은 팥이며 야채 육류 등도 신맛이 있는 식품을 섭취한다. 그러나 신 것을 과식하면 위장병이 생길 수 있으므로 조심하여야 한다.

■ 전두통

앞이마에 통증이 있는 것을 전두통이라 하는데 앞이마 양측에 위경맥이 통과하기 때문에 비장과 위장에 병이 있으면 전두통이 나타난다. 위경련, 곽

란이 있으면 앞머리가 싸늘해지고 두통이 발생하는 것도 이 때문이다. 비위에 좋은 단맛이 있는 곡식과 과일, 야채, 육류 등을 섭취한다.

■ 미릉골통

미릉은 양 눈썹을 연결하는 능선을 말하는데, 눈썹의 양끝 부분 즉 관자놀이에서 통증이 시작되어 시간이 지나면 미릉골까지 아픈 증상이 나타난다. 떫은맛의 식품이 좋다. 특히 떫은맛의 곡식으로는 옥수수가 있다.

■ 후두통과 정두통

후두통은 뒷목이 위로 치미는 듯한 통증을 말하며, 정두통은 머리의 상단 중앙에 열이 확확 나면서 나타나는 통증이다. 후두통은 방광이 허약할 때 나타나고 정두통은 신장이 허약할 때 생긴다.

짠맛이 있는 식품을 섭취하여 허약한 신장과 방광을 튼튼하게 하면 두통이 사라지게 된다. 짠맛의 곡식으로는 검은콩이 있다.

(6) 요통에 좋은 식품

■ 간, 담에 원인이 있는 요통

간장과 담장에 병이 생기면 모든 근육은 긴장하게 된다. 그리고 고관절 역시 허약해진다. 아침에 일어났을 때 허리가 뻣뻣하고 통증이 있어 허리를 두드리거나 운동을 하면 허리가 부드러워지고 통증이 가라앉는 요통은 바로 여기에 해당하는 요통이다. 이러한 모든 원인은 간, 담이 허약한데 있으므로 신맛이 있는 식품이 좋다.

■ 심장, 소장에 원인이 있는 요통

심장, 소장에 원인이 있는 요통을 좌골신경통이라 한다. 초기에는 엉덩이가 시리고 멍멍하다가 통증이 생기고 그 통증이 점점 다리 아래로 내려가는 요통을 말한다. 쓴맛이 있는 식품을 섭취하여 심장과 소장을 강화해야 한다.

■ 심포, 삼초에 원인이 있는 요통

 우리 몸속의 숨어있는 기(氣)를 살리자

허리 하단 부위에 넓게 통증이 있으며 뒷머리 아래의 등어리 부분이 무겁게 짓눌리는 듯한 증상이 있다. 또한 상화(相火)의 병으로 인한 여러 증상도 함께 나타난다. 떫은맛 있는 식품이 좋다. 곡식으로는 옥수수, 녹두 등이 좋다.

■ 폐, 대장에 원인이 있는 요통

허리의 약간 아래 양쪽으로 움푹 패인 곳에 통증이 생기는 요통이다. 폐, 대장을 튼튼히 해 주는 매운맛 식품을 섭취하는데 곡식으로는 현미가 좋다.

■ 신장, 방광에 원인이 있는 요통

한의학에서 말하는 신허요통(腎虛腰痛)이라는 것이다. 허리 중앙 부분의 약간 잘록한 부위에 통증이 나타나는데, 신장, 방광이 허약할 때 생기는 다른 증상도 함께 나타난다. 이런 경우는 짠맛의 식품이 좋다.

(7) 기타 질병에 좋은 식품

■ 피부병

각종 피부병, 주름살, 알레르기성 피부염, 피부 소양증, 습진, 두드러기 등 모든 피부병에는 매운맛의 식품이 좋다.

■ 콧병

축농증, 알레르기성 비염, 코막힘, 콧물, 코 건조증 등 모든 콧병에는 매운맛의 식품이 좋다.

■ 귓병

이명증, 중이염 , 청력감퇴 , 귓속 가려움증 등 귀에 관한 모든 병에는 짠맛의 식품이 좋다.

(8) 자연생식(自然生食)과 건강

곡식을 익혀서 먹으면 맛은 좋지만 영양가가 많이 파괴되기 때문에 가공

하지 않은 자연생식은 보다 많은 영양을 섭취할 수 있을 뿐만 아니라, 익히지 않고 섭취하는 곡식은 다음해에 싹이 틀 수 있는 강력한 생명력을 그대로 간직하고 있기 때문에 더욱 좋다. 익히지 않고 자연그대로 생식을 하면 익힌 음식보다 많은 영양이 있기 때문에 적은 양을 먹고도 보다 더 강한 힘을 얻을 수 있다. 평소에 채소나 과일도 제철에 나는 싱싱한 것을 섭취하는 것이 중요하다.

그러나 생식은 소화력이 약한 사람은 소화가 잘 되지 않아 설사를 하는 경우도 있다. 또한 처음으로 생식을 할 경우 날 곡식의 비릿한 맛에 거부감을 느끼기도 한다. 체질과 몸 상태에 맞지 않는 식품을 잘못 선택해서 장기간 섭취를 하면 건강의 불균형을 초래할 수도 있기 때문에 생식을 할 경우에는 체질과 자신의 건강상태에 맞춰서 알 맞는 식품을 올바르게 선택하고 올바르게 먹어야 한다. 특히 환자는 전문가의 처방을 받는 것이 좋을 것이다. 이렇게 자기 체질에 맞는 자연생식법을 잘 활용하면 환자는 병이 낫게 되고 체질이 개선되어 건강할 수 있을 것이다.

■ 자연생식을 하는 방법

자신에게 맞는 곡식을 선택하여 분말(粉末)하고 보관시에는 꼭 냉장 보관하여야 한다. 너무 뜨겁지 않게 따듯한 물이나 기타 적당한 음료수에 타서 천천히 먹는다. 먹는 양은 1회에 3~4스푼 정도가 적당하다. 음료수로는 우유, 두유, 요구르트 등을 사용하기도 하고, 필요에 따라서 꿀이나 흑설탕 혹은 죽염이나 구운 소금 등을 입맛에 맞게 타서 먹는다. 변비가 있는 경우에는 야채나 과일을 곁들이거나 요구르트 등에 타서 먹는 것이 좋다.

생식을 할 때에 반드시 익히지 않은 것만을 먹어야 되는 것은 아니고 좋아하는 국이나 반찬과 함께 먹을 수도 있다. 맛있게 먹으려면 좋아하는 과일을 선택하여 함께 먹을 수도 있고, 꿀이나 흑설탕을 조금 넣거나 좋아하는 음료를 혼합하여 갈아서 먹어도 된다. 이렇게 주스 형태로 만들어 바쁜 아침에 먹을 수 있는 방법이기도 하다. 단 과식하는 것은 피해야 하므로 적당량을 먹도록 주의하여야 한다.

(9) 기력(氣力) 증진에 유익한 전통차(傳統茶)

평상시에 마시는 차도 자기의 체질과 몸의 상태에 따라서 잘 선택한다면 정신적, 신체적 건강 증진은 물론이고 질병 치료에도 많은 도움이 된다. 최근 미국에서 이 한방차가 크게 유행되고 있다. 한방차는 여러가지로 많으나 중요한 몇 가지만 일반적으로 쉽게 가정에서 준비할 수 있는 한방차를 소개한다.

■ **보신차(補腎茶)**

재료 : 두충(杜沖), 산약(山藥, 마), 산수유(山茱萸) 각10g, 물1 리터

방법 : 두충, 산약(마), 산수유 각10g을 깨끗이 씻어 물을 적당히 붓고 끓기 시작하면 불을 줄여 은은하게 30분 정도 달인다. 마실 때 잣을 몇 알 띄우고 꿀을 조금 타서 마신다.

효능 : 신(腎, 콩팥)이 허하여 허리가 아프거나 귀에서 소리나는 데, 양기(陽氣)가 부족한 데 좋은 차이다.

■ **명목차(明目茶)**

재료 : 결명자, 감국(甘菊, 국화꽃) 각10g, 물1 리터

방법 : 결명자는 깨끗이 씻어 살짝 볶아서 끓이다가 감국을 넣고 5~6분 더 끓인다. 마실 때 흑설탕이나 꿀을 타서 마신다. 감국을 비롯한 향기가 나는것은 오래 끓이면 향이 없어질 염려가 있으므로 오래 끓이지 않는다.

효능 : 눈이 밝아지며 변비 증세가 있는 사람과 혈압이 높은 사람에게 좋다.

■ **보혈차(補血茶)**

재료 : 당귀(當歸), 천궁(川芎?) 각10g, 물1 리터

방법 : 당귀와 천궁을 깨끗이 씻어 물을 붓고 은은하게 30분 정도 끓인다.

마실 때 꿀을 조금 타서 마신다.

효능 : 피를 맑게 해 주고 피부를 곱게 해 주는 작용이 있고, 특히 부인들에게 좋은 차이다.

■ 구기자차(枸杞子茶)

재료 : 구기자 20g, 대추 2개, 밤 2개, 물 1 리터

방법 : 위 재료를 함께 넣고 은은하게 30분 정도 끓여서 마실 때 꿀을 조금 타서 마신다.

효능 : 기력을 돕고 정신도 맑아지며 양기(陽氣)를 도와준다.

■ 상엽차(桑葉茶)

재료　뽕잎

방법 : 뽕잎을 말려 가루로 만들어서 마실 때 끓는 물에 우려내어 마신다. 그냥 뽕잎을 끓여 마셔도 된다. 꿀을 조금 타서 마시면 더욱 좋다.

효능 : 고혈압, 당뇨에 좋은 차이다.

■ 송엽차(松葉茶)

재료 : 솔잎

방법 : ① 솔잎을 깨끗이 씻어 요구르트와 함께 믹서에 갈아 짜서 한잔씩 마신다. ② 솔잎을 물과 함께 끓인 후 컵에 따라 꿀이나 흑설탕을 조금 타서 마신다.

효능 : 솔잎은 장(腸)과 위(胃)를 윤택하게 하고 편안하게 한다. 솔잎을 오래 먹으면 몸과 마음이 맑아지고 익수(益壽)한다고 한다.

■ 솔감차

재료 : 솔잎 25g, 감잎 10g, 물 1 리터

방법 : 솔잎과 감나무 잎을 그늘에서 말려서 분말을 하여 끓는 물에 우려낸 뒤 꿀을 조금 타서 마신다. 그냥 물에 끓여 마셔도 된다. 마실 때 잣을 몇 알 띄워서 마시면 더욱 좋다.

 우리 몸속의 숨어 있는 기(氣)를 살리자

효능 : 당뇨와 고혈압에 좋으며 갈증을 해소하고 몸에 부종이 있을 때 부기
　　　를 빼 주기도 한다.

■ 삼자차(三子茶)

재료 : 오미자 16g, 산수유, 구기자 각 8g, 생강 3쪽, 대추 2개, 물 1리터

방법 : 은은한 불에 30분 정도 끓여서 마실 때 꿀을 타서 마신다.

효능 : 심장병과 기침 천식에 좋으며 신장을 도와 정력에도 좋다.

■ 생맥차(生脈茶)

재료 : 황기 12g, 맥문동 8g, 오미자 4g, 물 1리터

방법　은은하게 약 30분 정도 끓여서 마실 때 꿀을 조금 타서 마신다.

효능　기운이 없을 때 생기를 돋아주는 차이다.

■ 오가피차(五加皮茶)

재료 : 오가피 40g, 생강 3쪽, 대추 2개, 물 1리터

방법 : 은은하게 약 30분 정도 끓여서 꿀을 조금 타서 마신다. 술을 약간
　　　타서 마셔도 좋다.

효능 : 오래 먹으면 정력을 돋우며 근골을 강하게 한다. 손발이 저리고 다
　　　리가 아프고, 허리, 척추가 약한 데 좋다. 만성 알레르기성 비염에
　　　도 좋다.

■ 갈근차(葛根茶)

재료 : 갈근(칡뿌리) 20g, 진피(陳皮, 귤껍질) 20g, 생강 3 쪽, 대추 2개,
　　　물 1리터

방법 : 은은한 불에 30여분 끓여서 마실 때는 꿀을 조금 타서 마신다.

효능 : 감기를 예방 치료하며 주독(酒毒)과 갈증을 풀어 준다.

■ 표고차

재료 : 표고버섯 30g, 물 1리터

방법 : 말린 표고버섯을 은은하게 달여 마신다. 꿀이나 흑설탕을 조금 타

서 마시면 좋다.

효능 : 고혈압, 동맥경화, 심근경색 등에 효험이 있다.

이외에도 몸이 차고 속이 냉한 사람에게 기력을 더해 주는 인삼차, 겨울철 감기예방과 허리와 무릎이 시린 사람에게 좋은 생강차 등 우리가 일상으로 사용하는 전통차들이 많다.

3. 『식료찬요』(食療纂要)에 기록된 각종 질병에 대한 섭생요법

한때 화제를 모은 텔레비전 인기 드라마「대장금」의 내용도 식약동원(食藥同原)의 이치를 잘 설명해 주고 있다. 『식료찬요』(食療纂要)의 저자 전순의(全循義)는 세종, 세조 연간의 어의로 세종 27년 세종 임금의 명을 받아 유명한 『의방유취』(醫方類聚)를 편찬한 사람이다.

우리 조상들은 대대로 음식과 약을 같은 개념으로 생각했다. 먹는 것이 바르지 못하면 병이 생기고, 먹는 것, 즉 식(食)을 바르게 하면 병(病)이 낫는다는 이른바 식약동원(食藥同原)의 원리다. 전순의(全循義)가 편찬한『식료찬요』는 중풍ㆍ감기ㆍ천식ㆍ술병ㆍ부인병 등 45종류의 병증을 증상에 따라 수백 개로 세분한 뒤 주변에서 손쉽게 구할 수 있는 음식 재료를 활용한 치료법을 소개한 본격적인 식이요법서로서『식료찬요』의 처방 중 현대인들도 매우 참고가 되고 활용 가능한 처방을 요약, 소개해 본다.

1) 중요 병증에 따른 섭생처방법

■ 중풍

중풍에 걸려 말을 하지 못할 때는 대두(콩)를 삶은 다음, 그 즙을 엿같이 달여 먹거나, 부추를 갈아 즙을 내어 복용한다. 중풍에 걸려 얼굴이 부었을 때는 파를 잘게 잘라 달여 먹거나 국이나 죽을 만들어 먹는다. 풍기(風氣) 치료에는 가물치를 회로 만들어 먹는다. 중풍을 예방하려면 검은 참깨를 볶아서 먹는다. 풍을 앓던 사람도 검은 참깨를 볶아 매일 먹으면 보행이 단정하고 말이 어눌하지 않게 된다.

■ 감기

감기에 걸려 오한이 날 때는 파를 잘게 썰어 탕으로 끓여 먹거나 국, 죽으로 만들어 먹는다. 감기로 인해 열병에 목이 마를 때는 수박과 배를 먹으면 갈증이 그치고 여열을 없애 준다.

■ 위장병

숙식(宿食, 음식물이 소화되지 않고 위장에 머물러 있는 것)을 소화시키려면 홍합을 삶아 나오는 즙을 먹는다. 오장을 이롭게 하고 음식을 소화시키려면 순무를 임의대로 먹는다.

■ 정력 보강

양력을 더욱 세게 하고 기력을 북돋아 주며 허리와 무릎을 따뜻하게 하려면 참새고기를 임의대로 먹는다. 성생활을 도와주며 혈맥을 보하고 장위를 든든하게 하려면 양념을 넣은 개고기를 삶아 익힌 다음 공복에 먹는다. 단, 마늘과 같이 먹어서는 안 된다.

■ 피부미용

피부를 부드럽게 하고 안색을 좋게 하려면 방금 채취한 굴을 불 위에 놓고 끓도록 구운 다음 껍데기를 제거하고 먹는다.

■ 숙취해소

술을 먹고 난 후 가슴이 답답하고 열이 나는 것을 치료하고 갈증을 그치게 하려면 굴에 생강과 식초를 넣어 날로 먹는다. 주갈(술을 마시고 난 뒤의 갈증)을 풀어주려면 배추 2근을 삶아 국을 만들어 마신다. 술에 취해 깨어나지 않을 때 배추씨 2홉을 잘게 간 다음 정화수(이른 새벽에 길은 우물물) 1잔에 타서

2번 나누어 먹는다.

■ 기침 · 천식

기침이 나고 가슴이 답답하며 천식 증세가 있을 때 치료하는 방법은 잉어 1마리를 회로 만들어 생강과 식초를 넣어 먹는다. 마늘에 버무려 먹어도 좋다.

■ 요통

요통을 다스리고 남녀 간의 성생활을 원활하게 하려면 홍합을 불에 구워 나오는 즙을 먹는다. 허리와 신장을 올바르게 하고 남성의 생식능력을 일으키게 하려면 황구(누런 개)의 살코기를 적당히 찌거나 자주 먹으면 좋다.

■ 음식에 체했을 때

음식물이 소화되지 않고 위장에 머물러 있는 숙체(宿滯)를 소화시키며 뱃속의 냉기를 제거하려면 홍합을 불에 삶아 즙이 끓어 나오면 먹는다.

■ 눈이 침침할 때

간장 풍허(風虛)로 인하여 눈이 침침한 것을 치료하려면 오골계의 간을 잘게 절단하고 된장국물에 쌀과 같이 넣고 국이나 죽으로 만들어 먹는다.

■ 생선뼈가 걸렸을 때

생선뼈가 걸리거나 입안과 혀가 허는 것을 치료하려면 사탕 한 덩어리를 입에 물고 있으면 녹아서 즉시 낫는다.

■ 황달

황달로 피부와 눈이 황금색이고 소변이 붉은 것을 치료하려면 밀을 찧어 그 즙을 먹는다. 황달을 다스리고 갈증을 그치게 하려면 잉어를 고아 먹는다. 또 황달을 치료하고 소변을 잘 나오게 하려면 순무를 먹는다.

■ 변비

산앵두씨 6푼을 갈아 즙을 내고 율무 3홉을 좁쌀같이 찧고 삶아 묽은 죽을 만들어 공복에 먹는다. 장을 매끄럽게 하려면 흰 참깨를 먹는다. 대장과 소장이 잘 나가게 하려면 고수 나물을 임의대로 먹는다.

■ 잦은 소변

밤에 자다가 참지 못하고 소변을 보는 것을 치료하려면 호두를 약한 불에 통째로 익힌 다음 잠자리에 들 때 따뜻한 술과 함께 씹어 먹는다. 또 밤에 소변을 자주 몇차례나 보는 것을 치료하려면 인절미 한 개를 잠자리에 들기 전에 구워서 부드럽게 익혀 먹고 나서 따뜻한 술을 마신다. 술을 먹지 못하는 사람은 물을 마신다.

■ 치질

치질로 인한 하혈이 그치지 않고 항문과 창자가 아픈 것을 치료하려면 붕어로 회나 국을 만들어 먹는다.

■ 젖이 안 나올 때

부인의 젖이 나오지 않는 것을 치료하려면 소의 코로 국을 만들어 공복에 3~4번 복용한다. 또 노루 고기로 고깃국을 만들어 먹는다. 그러나 부인이 이를 알지 못하도록 해야 한다.

■ 입덧

모과 큰 것 1개를 썰고 꿀 1량을 준비하여 물에 같이 넣고 모과가 문드러지게 삶는다. 사기 그릇에 넣어 잘게 갈고 밀가루 3량을 넣어 잘 반죽하고 얇게 펴서 장기알 크기로 자른다. 매일 공복에 오랫동안 끓인 맹물에 넣고 삶아 반죽으로 만들고 그 즙을 담백하게 먹는다.

2) 『식료찬요』의 이색처방

『식료찬요』에는 특이한 질병에 이색처방으로 특이한 식재료들을 기록해 두었다. 예를 들면 돼지 혀, 삵(살쾡이) 고기, 토끼 간, 사슴 콩팥, 삵 고기, 노루 고기, 멧돼지 수컷 생식기 등등 특이한 재료가 많다. 이처럼 『식료찬요』에는 이색적인 식재료들이 많이 등장하는 데, 조선 초기만 해도 손쉽게 구할 수 있었을지 모르나, 현대인에게는 구하기 힘든 재료들이다.

(1) 비위(脾胃)가 약한 데는 돼지 혀

식료찬요에 따르면, 돼지 혀는 비위(脾胃)가 약해 음식을 잘 먹지 못하는 사람에게 좋은 음식이다. 돼지 혀에 양념을 한 다음 삶아 그 즙을 마시면 좋다고 했다.

(2) 근시에는 돼지 간

간장이 허약해 먼 거리를 보기 힘든 사람 즉 근시에는 돼지 간을 권했다. 껍질을 벗긴 돼지 간 1개를 잘게 썰고, 파의 밑동 한 줌을 뿌리를 제거하고 잘게 자르고, 달걀 3개를 준비한다. 된장국물에 넣고 끓여 국을 만들고, 익으려 할 때 달걀을 깨뜨려 넣은 후 먹는 것이 좋다.

(3) 청맹과니에는 토끼 간

시력 문제와 관련된 처방에는 동물 간이 자주 등장한다. 눈이 어두워 잘 보이지 않아 점차로 시력을 잃어 청맹과니가 된 것을 치료하려면 토끼 간 1개를 잘게 썰어 된장국물에 넣고 죽을 만들어 복용한다.

(4) 치질 치료엔 삵 고기와 멧돼지 생식기

치질로 인한 동통(疼痛)을 치료하려면, 삵 고기로 국을 만들어 먹거나 포(脯)를 만들어 먹는다. 세 번을 넘지 않아 차도가 없을 수 없으며. 이 고기는 신묘하다고 하였다. 치질로 피가 나오는 것을 멈추게 하려면 멧돼지 수컷의 생식기를 껍질째 태운 재를 미음에 넣어 공복에 먹으면 즉시 그친다고 하였다.

(5) 이롱(耳聾, 소리를 잘 듣지 못하는 증상) 환자에겐 사슴 콩팥이 좋고, 몸이 허

 우리 몸속의 숨어 있는 기(氣)를 살리자

한 것을 보할 때는 여우 고기가 좋다고 했다.

(6) 음식을 먹고 체했을 땐 남은 음식 태운 재를

생선뼈가 목에 걸렸을 땐 생선뼈 태운 재를 물에 타 마시면 좋다는 이이제이(以夷制夷)식 처방도 눈길을 끈다. 심지어 환자의 심리상태까지도 감안한 듯한 처방도 있다. "젖이 나오지 않는 것을 치료하려면 노루 고기로 고깃국을 만들어 먹는다. 그러나 부인이 이를 알지 못하도록 해야 한다."

※『식료찬요』에 기록된 중요질병에 대한 음식처방

병명	음식재료	처방 및 효과
중풍	대두(콩)	콩은 삶은 다음 즙을 엿같이 먹는다
	파	파를 잘게 썰어 달여 먹는다
	가물치	회로 만들어 먹는다
	참깨	볶아서 매일 먹는다
천식	잉어	1마리를 회로 만들어 생강과 식초를 넣어 먹는다
	무	통째로 구워 삼거나 국으로 끓여 먹는다
	배	좋은 배를 골라 씨를 빼고 즙을 낸 다음 주전자에 산초 40개와 함께 넣고 한 번 끓인 뒤 찌꺼기를 없애고 검은 엿 1대량(지금 3량 분량)을 넣어 조금씩 삼킨다
감기	파	파를 잘게 썰어 탕이나 국, 죽으로 끓여 먹는다
	수박 · 배	감기 뒤 끝의 열을 없애 준다
소화불량	붕어	붕어를 회로 만들어 끓는 된장국물에 넣어 익히고 후추, 생강, 귤껍질 가루를 넣고 숙회를 만들어 공복에 먹는다
요통	검은 참깨	검은 참깨 1되를 향기가 나도록 볶고 절구에 찧은 다음 자루에 쳐서 하루에 700$m\ell$ 씩 먹는다
소갈 (당뇨)	좁쌀	좁쌀로 밥을 지어 먹는다
	율무	율무 삶은 물을 마신다
	보리	보리로 국수를 만들어 먹는다

병명	음식재료	처방 및 효과
설사	맵쌀	맵쌀로 밥이나 죽을 만들어 먹는다
황달	밀	밀 3되에 물을 넣고 쪄어 즙을 내어 5홉씩 먹는다
치질	붕어	치질로 하혈이 있을 때 붕어를 회나 국으로 먹는다
술병	배추	숙취로 인한 갈증이 있을 때 배추(2근)국을 먹는다
피부미용	굴	굴을 불 위에 끓도록 구워 껍데기를 없애고 먹는다
입덧	모과	큰 모과 1개를 썰고 꿀 1량을 물에 넣고 모과가 문드러지도록 삶는다. 밀가루 3량을 넣어 반죽하여 장기알 크기로 만들어 오래 끓인 맹물에 넣고 삶아 그 즙을 먹는다.
젖이 안 나올 때	소 코 (牛鼻)	소 코로 국을 만들어 공복에 3~4번 복용한다
유산기가 있을 때	찹쌀 아교	찹쌀 3홉을 준비하고 아교 3분을 불에 구워 빻아 분말을 만든다. 찹쌀로 만든 죽에 아교 분말을 넣고 잘 저어 공복에 복용한다

4. 『의림촬요』(醫林撮要)에 기록된 다이어트 식이요법

1) 명의(名醫) 양예수(楊禮壽)의 식이요법食餌療法)

요즈음 비만으로 고민하는 사람이 날로 늘어나고 있다. 비만은 각종 질병의 원인으로 작용하고 있으며, 특히 성인병의 원인으로 큰 비중을 차지하고 있다. 비만 치료법으로 약물 요법도 쓰고 식이요법, 운동요법, 침구요법, 단전호흡요법 등 여러 가지 방법을 쓰고 있다. 그런데 비만을 치료하려면 체질에 따라 알맞는 처방에 따라서 적당하게 이루어져야 할 것이다. 특히 식사조절요법은 끊임없는 식욕의 유혹을 물리쳐야 하므로 대단한 인내와 노력이 필요하다. 최근 한국영양학회에서 영양섭취기준을 발표하면서 '과영양과 넘치는 게 탈'이라고 지적한 바 있다. 과유불급(過猶不及)이라고 지나치면 오히려 미치지 못한 것만 못하다고 한 말이 생각난다. 우리가 섭생에서도 꼭 지켜

 우리 몸속의 숨어 있는 기(氣)를 살리자

야 할 명언이다.

여기에 우리 선조의 지혜가 담긴 식사 조절법을 소개한다. 이 방법은 조선조의 최고의 명의(名醫)이자, 『동의보감』(東醫寶鑑)의 저자 허준(許浚)의 스승인 선조의 어의(御醫) 양예수가 저술한 『의림촬요』(醫林撮要)에 기록된 것이다. 양예수는 허준의 스승이며 『동의보감』 편찬에도 참여한 당대의 최고의 명의이다. 물론 그 시대에는 지금처럼 비만으로 고생하는 사람도 없어서 비만을 치료하는 방법으로 제시된 것은 아니다. 그 당시엔 식량사정이 넉넉하지 못하여 백성들의 굶주림을 해결하는 구급방법으로 제시된 것이다. 말하자면 최소의 먹을거리로 배고픔을 해결해 보자는 것이다.

『의림촬요』에 기록해 놓기를 "곡식은 먹고 사는데 필요한 것인데, 곡식이 떨어지면 생명을 잃을 수도 있다. 흉년이 들면 길가에 굶어 죽는 사람들이 생기는데 슬픈 일이다. 그래서 여기에 하기 쉬운 방법을 대략 써 놓는다"라고 기록되어 있다.

옛날에는 곡식이 없어 굶는 사람에게 살아남는 방법으로 제시되었던 이 방법을 단전호흡과 병행하여 다이어트 요법으로 응용하면 매우 좋을 것이라는 생각으로 여기에 구체적 사례를 소개해 본다.

2) 재미있는 옛 다이어트식이요법의 구체적 사례

(1) 연진법(嚥津法, 침을 삼키는 법)

매일 360번 침을 삼킨다. 굶으며 생명을 유지하는 데에는 입을 다물고 혀로 아래위의 이(齒)를 핥아 침을 삼킨다. 하루 360번 삼키면 좋다. 점차 버릇이 되면 1000번을 할 수 있는데 그렇게 하면 자연히 배고픔이 없어진다. 3~5일 되면 다소 피곤하나 이때를 지나면 몸이 점점 가벼워지고 힘이 난다.

(2) 복육천기법(服六天氣法, 여섯 가지 천기를 먹는 법)

하늘의 여섯 가지 천기(六天氣)를 먹으면 배고프지 않다. 사람이 급하고 어려운 일로 길이 막히고 인적이 끊어진 곳에 갔을 때 거북이나 뱀처럼 기(氣)를 먹으면 죽지 않는다.

『능양자명경』(陵陽子明經)에 이르기를 봄에는 아침 노을을 먹으며 해뜰 무렵 동쪽의 기운으로 향한다. 여름에는 한낮의 양기(陽氣)를 먹으며 남쪽의 중천에 있는 해의 기운으로 향한다. 가을에는 비천(飛泉, 힘차게 솟아오르는 샘)을 먹으며 해질 무렵 서쪽의 기운으로 향한다. 겨울에는 항해(沆瀣, 밤의 맑은 이슬)를 먹으며 북쪽 한밤중의 기운으로 향한다.

여기에 하늘의 기운(天氣)과 땅의 기운(地氣)을 합하면 이것이 육기(六氣)가 된다. 이렇게 하면 사람을 배고프지 않게 하고 수명을 연장하며 질병에 걸리지 않는다고 하였다.

(3) 단곡불기법(斷穀不飢法)

단곡불기는 곡기를 끊어도 배고프지 않다는 말이다. 양예수 선생은 자연에서 쉽게 구할 수 있는 단곡불기약(斷飢不飢藥) 즉 곡기를 끊어도 배고프지 않는 약을 다음과 같이 골라서 알려준다.

■ 송엽(松葉, 솔잎)

솔잎과 잣나무 잎을 따서 잘게 썬 다음 물에 타서 2홉을 먹는데 하루 2~3되 먹으면 아주 좋다. 오장육부를 편안하게 하는 솔잎은 뱃속을 든든하게 지켜주고 배고프지 않게 하니 곡기를 끊기에 적당하다. 좁쌀처럼 잘게 썰어서 물이나 미음에 타서 먹는다.

예로부터 신선들이 먹었다는 솔잎은 오장육부를 고르게 하고 허기를 느끼지 않게 한다. 솔잎은 맛이 떫으면서도 약간 달다. 오장을 편하게 하고 모발을 나게 하며 종기나 부스럼을 다스려 준다. 열을 없애는 작용을 하기 때문에

 우리 몸속의 숨어 있는 기(氣)를 살리자

식후에 마시는 솔잎차 한 잔은 기름기 있는 음식을 먹고 난 뒤의 텁텁한 입 안과 뱃속을 개운하게 해 준다. 요즈음엔 야구르트를 넣고 믹서에 갈아서 먹기도 하는데 위장에 좋다

그러나 몸이 찬 사람은 지나치게 많이 먹는 것은 좋지 않다. 소나무에서 나오는 송진은 오장을 편하게 하고 음양을 보하며 풍과 열을 다스리고 모든 악창(惡瘡)에 붙이면 새살이 나고 통증이 멈춘다. 송절(松節, 어린 소나무의 마디)은 전신의 뼈마디가 쑤시는 백절풍(百節風)과 다리에 마비가 오고 뼈골이 아픈 것을 다스린다. 술을 담아 먹으면 하체와 다리가 약한 증세를 다스린다.

■ 송백피(松白皮, 소나무의 하얀 속껍질)

송백피를 쪄서 먹으면 곡식을 먹지 않아도 배고프지 않다. 송진 1근과 백복령 4냥을 가루로 만들어 새벽마다 물에 타서 먹거나 꿀에 개서 환을 지어 먹으면 곡식을 먹지 않아도 오래 살 수 있으며 평생 곡식을 먹지 않을 수도 있다. 또한 송근백피(松根白皮)라 하여 소나무 뿌리의 하얀 껍질을 쓰기도 한다. 이것도 기운을 북돋워 주고 피로로 몸이 손상된 것을 보충해 준다. 먹을 것이 귀한 시절 떡을 만들어 먹기도 하였다.현대 다이어트 식품으로는 최고다.

■ 황정(黃精, 죽대둥굴레)

황정을 오래 먹으면 곡식을 안 먹어도 배고프지 않으며 맛이 감미로워 먹기가 좋다. 찌거나 볕에 말려 환이나 가루를 만들어 적당히 먹으면 흉년에 양식을 줄일 수 있다.

황정은 요즈음 차로 많이 마시는 둥굴레를 말한다. 성질은 평이하고 맛은 달다. 기를 더해주며 오장의 피로를 풀어 주며, 갈증을 풀어 주는 효능이 있고 근골(筋骨)과 비위를 돕는다. 둥굴레는 옛날부터 깊은 산 속에 신선들이 먹는 음식으로 전해진다. 오랫동안 먹으면 머리털이 희지 않고 얼굴색을 젊게 하고 뼈가 굽지 않는다고 해서 노화작용을 억제하는 기능이 있는 것으로

전해진다. 황정을 물에 씻어서 아홉 번 찌고 아홉 번 햇볕에 말리어 가루로 만들어 많이 먹으면 장생불사한다고 예로부터 일러온다.

어느 체질에나 다 좋지만 위가 약해서 소화장애가 있는 사람, 속이 차고 잠을 많이 자는 사람은 지나치게 많이 먹으면 좋지 않다.

■ 천문동(天門冬)

천문동 뿌리를 캐 쪄서 껍질을 버리고 먹으면 아주 향기롭고 맛이 있어 흉년이 들었을 때 캐서 먹으면 곡기를 끊고도 족히 배고픔을 멈출 수 있다.

천문동은 백합과에 속한 식물로서 성질이 차고 맛이 약간 쓰면서도 달다. 기운을 북돋우고 호흡기를 튼튼하게 하는 약물로 쓰인다. 숨이 차고 기침이 나는 것을 다스리고 폐와 신장을 윤택하게 한다. 따라서 호흡기가 약하고 기운이 부족하여 피부에 탄력이 없고 물렁살인 비만인에게 좋다.

■ 창출(蒼朮, 삽주뿌리)

삽주의 뿌리를 캐서 환을 짓거나 가루를 내서 오래 복용하면 식량을 대신할 수 있다. 창출은 흔히 나물로 먹기도 하는 삽주의 뿌리를 말한다. 성질은 따뜻하고 맛이 쓰면서도 약간 맵다. 기운을 북돋우고 비위를 따듯하고 튼튼하게 하여 설사를 멎게 하고 몸 안의 수분을 제거하며 담음(痰飮)을 다스린다. 따라서 비교적 몸이 차고 소화장애가 있으면서 자주 붓고 탄력 없이 살찐 사람에게 좋을 것이다.

■ 산약(山藥, 마)

마의 뿌리를 캐서 쪄 먹거나 가루를 내어 국수를 만들어 먹는데, 흉년에는 식량으로서 배를 곯지 않게 하는 데 아주 좋다. 산약은 일반적으로 반찬으로도 많이 사용하는 마를 말하는데 한방에서는 산약이라 한다. 그 성질이 따뜻하고 감미로워 먹기에 좋다.

허로(虛勞)를 보하고 신장을 보하며 오장을 채우고 기력을 더해 주며 피부와 근육을 기르고 비장을 다스려 주고 신(腎)을 편하게 한다. 또한 기운을 돋아주고 호흡기와 소화기를 튼튼히 하므로 주로 호흡기나 소화기관이 약한 사람에게 좋다. 먹는 방법은 가루로 내서 물에 타서 먹거나 떡을 해서 먹어도 된다.

■ 선복근(旋覆根, 메뿌리)

선복근을 쪄서 먹으면 곡식을 먹지 않아도 배고프지 않다. 메꽃 뿌리를 한방에서 선복근 이라고 한다. 선복근은 맛이 달고 성질이 따뜻해 뱃속의 찬 기운을 다스리면서 기운을 북돋우고 소변이 잘 나오게 한다. 쪄서 먹으면 맛과 향기가 좋아 뱃속을 따뜻하고 든든히 해주면서 몸 속 수분도 제거해 주는 작용도 하므로 평소에 속이 냉한 비만인에게 좋을 것이다.

■ 갈근(葛根, 칡뿌리)

갈근의 뿌리를 캐어 가루 내어 먹으면 곡기를 끊어도 배고프지 않다. 갈근은 칡뿌리를 말한다. 성질은 평범하면서 맛은 달다. 칡은 갈증을 해소해 주는 작용을 하므로 입이 자주 마르는 사람에게도 좋다. 감기로 열이 나고 머리가 아프며 어깨 목이 뻣뻣한 것을 다스리고 몸을 풀어 주고 땀을 내주며 특히 주독(酒毒)과 번갈(煩渴)을 풀어 준다. 새봄에 나오는 칡의 새순을 갈용(葛茸)이라 하는데 이를 녹용 대신에 쓰기도 한다. 칡꽃은 갈화(葛花)라고 하는데 이는 주독(酒毒)을 푸는 해독제로서 좋으며 장풍(腸風)을 고친다.

■ 하수오(何首烏, 박주가리)

하수오 뿌리를 쪄서 볕에 말려 알약이나 가루로 만들어서 먹는다. 생것으로 먹어도 된다. 양곡을 줄일 수 있다.

하수오의 성질은 따뜻하고 쓰면서도 약간 달며 떫은맛이 있다. 스트레스를 많이 받거나 신경이 예민한 사람에게 마음을 편안히 해주고 불면증이 있는 사람에게 좋다. 또한 빈혈에도 효험이 있어 혈색이 없고 거친 피부에 윤기를 더해준다. 또 근육과 골격을 튼튼하게 하므로 골다공증이나 산후에 허리나 무릎이 시큰거리고 아픈 것을 다스려준다. 머리를 검게 하며 얼굴이 빛나고 아름답게 한다. 그리고 악성종기, 치질, 대하증에도 좋다. 하수오는 근골이 약하고 허약하며 빈혈기가 있는 부인들에게 탄력있는 몸매로 만들어 주는 약재로서 좋다.

오래 복용하면 백발이 검어진다. 옛날에 백발노인이 이 뿌리를 캐 먹었더니 백발이 검어지는지라 어찌하여 머리가 까마귀처럼 검어졌느냐 하여 하수오(何首烏)라 이름 지었다 한다.

■ 백합(百合)

백합 뿌리를 찌거나 삶아 먹으면 양곡을 줄일 수 있다. 백합은 그 뿌리를 사용한다. 그 성질은 차고 맛은 달면서도 조금 쓰다.

심장을 편안하게 하고 폐를 윤택하게 하며 해수에도 좋다. 복부가 창만하고 가슴이 아프며 종기를 없애고 대·소변을 잘 내리게 한다. 식욕이 왕성해서 많이 먹어 살이 찌는 사람에게 그 식욕을 잠재워서 비만을 예방하는데 좋을 것이다.

■ 측백엽(側柏葉, 측백나무 잎)

측백나무 잎을 오래 먹으면 곡기를 끊어도 배고프지 않게 된다. 측백나무 잎은 성질은 차고 맛은 떫으면서도 쓰다.

측백나무 잎은 열을 동반한 설사나 기침, 객혈이나 하혈 등 출혈 증상에도 많이 쓰이는 약재다. 성질이 차기 때문에 열 체질이면서 살이 찌는 사람에게 좋을 것이다.

■ 유백피(楡白皮, 느릅나무 껍질)

흉년이 들었을 때 느릅나무 껍질을 갈아서 가루로 만들어 물에 타서 먹는다. 양식을 대신할 수 있다. 느릅나무 껍질을 한방에서는 유백피라고 한다. 성질은 평범하고 약간 달다. 성질이 매끄럽고 잘 통하여 대변이나 소변이 잘 나오지 않는 것을 다스리며, 장이나 위에 열이 있어 위장병을 오래 앓고 있는 사람이 먹으면 열이 식어 편해진다. 또한 얼굴이 벌겋고 아침이면 눈이나 얼굴이 부어오르는 부종(浮腫)과 그 열로 인해 잠들지 못하는 경우에도 효과를 본다. 위나 장에 열이 많은 사람이 먹으면 좋다.

■ 백복령(白茯苓)

백봉령은 곡식을 먹지 않고도 배고프지 않게 하는 데 좋다. 보릿가루 1근과 복령가루 4냥을 쪄서 배부르게 먹으면 100일이 되도록 배고프지 않다.

백복령(白茯苓)은 소나무 뿌리에 기생하는 곰팡이 균의 일종으로 구멍쟁이 버섯과에 속하는데 수분을 제거하고 그늘에 말려서 쓴다. 성분은 평범하고 맛이 담담하다. 복령은 위장의 기운을 열어주고 구역질과 소갈을 그치게 하며 이뇨작용을 돕고 심신을 편안히 해 준다. 따라서 몸이 부어 살진 것처럼 보이는 사람에게 이 복령을 처방하면 잘 먹으면서도 살이 빠지게 될 것이다.

■ 상실(橡實, 도토리)

도토리 껍질을 까고 삶아서 먹으면 뱃속을 든든하게 하고 배고프지 않게 한다. 많이 따서 흉년에 대비할 수 있다.

상실(橡實)은 상수리나무 열매 즉 도토리를 말한다. 성질은 따뜻하고 맛은 쓰면서도 떫다. 근골을 강하게 하고 위장을 튼튼히 하며 설사를 멈추게 하는 작용도 한다. 도토리는 속이 차며 몸이 약한 사람이 먹어도 설사를 하지 않기 때문에 먹을거리가 없던 시절에는 중요한 식품이었다. 대변이 늘 묽거나 속이 냉하여 설사를 자주 하는 경우에 좋다. 따라서 몸에 열이 많거나 변비가 있는 사람에게는 좋지 않다. 보통은 묵을 쑤어서 먹는다. 옛날 노인들이 말하기를 이 도토리나무는 높은 산에서 내려다보고 있다가 흉년이 들면 많이 열려서 백성을 먹여 살렸다고 하여 하늘이 주는 귀중한 식품으로 사람과 산짐승들이 같이 먹고 살수 있었다고 한다.

■ 황랍(黃蠟, 벌집)

황랍을 사방 한 치 정도로 잘라 씹어 먹으면 하루 종일 배고프지 않다. 황랍을 볶아 멥쌀과 같이 씹어 먹으면 배고픈 것을 채워 준다. 벌집을 납(蠟)이라 하는데 이 벌집을 여러 번 끓이면 황랍이 되고 이 황랍을 다시 끓여 한낮의 따가운 햇볕에 100일 동안 말리면 색이 하얗게 되는데 이를 백랍(白蠟)이라 한다. 성질이 따뜻하고 맛이 달다. 기를 더해 주고 늙는 것을 막아 주며 오장을 편안히 해주고 뱃속을 따뜻하게 하면서 통증을 멎게 하고 해독작용을 한다. 기운 약한 노인이나 병약한 사람에게 좋은 보약이 될 것이다. 산 속의 맑은 공기와 깨끗한 이슬을 맞은 나무 위에서 있는 것을 노봉방(露蜂房)이라 한다. 이것은 음력 칠월칠석날이나 동지섣달에 채취하여 햇볕에 잘 말려 갈아서 가루를 쓴다.

■ 율자(栗子, 밤)

밤을 잿불에 묻어 구워 먹으면 배고픈 것을 견디게 한다. 밤은 정기를 보(補)해 준다. 한방 용어로는 율자(栗子)라고 하는데 성질이 따뜻하고 맛이 달아서 기를 북돋우고 소화기를 튼튼히 하며 신장의 기운을 도와주고 배고픈 것을 견디게 한다. 특히 설사를 그치게 하고, 부기를 내리고 물렁물렁한 살을 빠지게 한다. 때문에 배탈과 설사가 잦고 땀이 많은 사람에게도 좋다.

특히 비만한 사람들의 기운을 회복하게 하므로 다이어트에서 꼭 필요한 약재이다. 그러나 변비가 있고 몸에 열이 많은 사람이 많이 먹으면 좋지 않다. 밤을 구울 때는 속까지 익히지 말고 잿불에 약간만 구워 먹는 게 좋다.

■ 해송자(海松子, 잣)

해송자를 먹으면 배고프지 않다. 잣을 한방 용어로 해송자(海松子) 혹은 송자(松子)라고 한다. 잣은 성질이 따뜻하고 맛이 달다. 오장육부를 따듯하게 하여 기운을 도와주며 피부와 살을 윤택하게 한다. 정기가 부족하여 어지러운 증상을 자주 느끼는 사람에게 좋다. 기운이 없을 때는 잣죽을 끓여 정기를 북돋우며 살갗이 건조하여 피부병이 잘 생기는 사람이 먹으면 피부가 고와진다. 특히 호흡기 계통의 기능을 강화하는 효능이 있어 만성기관지염이 있을 때에도 좋고, 대장기능 약화로 인한 노인의 변비에도 좋다. 오랫동안 중풍을 앓으면 팔다리가 저리기도 하는데 이때 해송자를 복용하면 그 저리는 증상이 완화된다.

■ 연실(蓮實, 연밥)

연밥을 쪄서 먹으면 양식을 줄일 수 있다. 연밥을 껍질과 심을 빼고 쪄서 가루를 내어서 황밀과 꿀로 환을 지어 하루에 30알씩 복용하면 배고프지 않다. 연실은 연꽃의 씨로서 한방에서는 연육(蓮肉) 또는 연자육(蓮子肉)이라고도 한다.

성질은 평범하고 맛은 달면서도 떫다. 소화를 도와 설사를 멎게 하고, 정기를 북돋워 기운을 잃지 않게 하며, 마음과 정신을 편안하게 하여 가슴이 두근거리고 잠을 못 이루는 경우에 쓰인다. 연실은 수렴 작용이 있으므로 변비가 있는 사람은 피하는 것이 좋다.

Ⅴ 기공에서 알아둘 사항

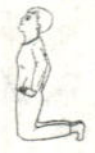

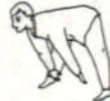

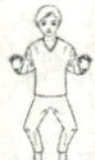

1. 단전(丹田)의 위치에 대하여

인체 내에 기(氣)를 모아서 저장하기도 하고 운영하는 기지 같은 곳을 단전이라고 하는데, 단전은 상단전(上丹田), 중단전(中丹田), 하단전(下丹田)으로 나눈다.

1) 상단전

상단전은 양 눈썹의 중간 지점인 인당(印堂)혈 부위를 말하는데, 이 인당혈은 영성(靈性) 개발에 중요한 자리이며, 심안(心眼)이 열리는 곳이기도 하다. 그래서 불교에서 부처님의 32상 가운데 이 곳을 백호(白毫)라 하여 광명을 무량세계에 비추는 곳이라고 하였다.

2) 중단점(中丹田)

중단전은 양 젖꼭지 사이의 정 중앙인 단중(膻中)혈이다. 혹자는 배꼽과 명치 중간에 있는 중완(中脘)혈을 중단전이라고 하기도 한다.

3) 하단전(下丹田)

일반적으로 단전이라고 하면 이 하단전을 일컬어 말하며 단전호흡도 이 하단전의 호흡법을 말하는데, 하단전은 몸을 유지하는 기의 원천이기 때문에 역시 가장 중요하고 기본이 되는 것은 하단전이라고 할 수 있다.

하단전은 배꼽 아래에 위치한 기해혈, 관원혈 등의 설과 함께 석문혈이라고 하는 이도 있고, 배꼽 아래 2치니 3치니 하는 설들이 있다. 또 혹자는 관원혈과 기해혈의 중간이 되는 임맥, 독맥, 충맥, 대맥을 서로 연결하여 생긴 교차점이라는 설도 있으며, 중국의 어느 사람은 배꼽 아래 하복부와 뒤로는 명문혈 아래 전체가 하단전이라고 말하기도 한다.

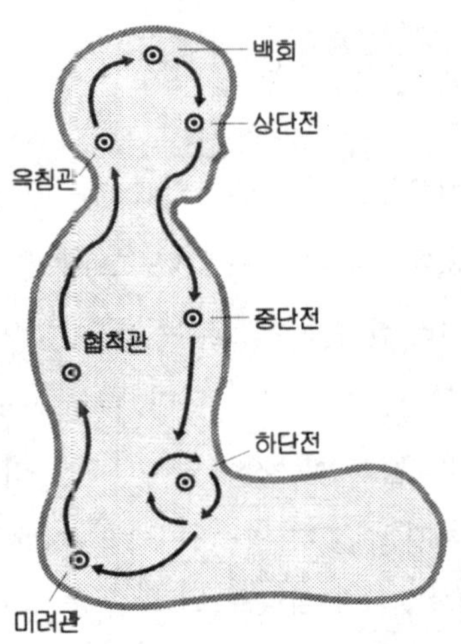

사실상 정확하게 배꼽 아래 몇 치 또는 몇 센티미터 지점을 정확하게 의념(意念)을 하면서 호흡하기란 어려운 일이다. 이런 부위들은 기가 잘 모이고 작용을 하는 곳을 말하는 것인데, 단전호흡에서는 정확하게 어느 지점 또는 어느 혈이 중요한 것이 아니다. 기의 양에 따라서 점이 아닌 둥근 모양으로 확장될 수도 있으며 부위가 커질 수도 있다. 따라서 어떤 혈 또는 어느 지점이 단전이다 아니다라고 집착하기보다는 편안한 마음으로 배꼽 아래 아랫배로 호흡을 하다 보면 자연스럽게 하복부의 단전에 기가 모이기 시작한다.아랫배 중간 지점쯤에 의념을 두고 호흡을 하다 보면 점차적으로 기가 아랫배에 모여서 아랫배가 뜨듯해짐을 감지 할 수 있다. 가끔 위험한 일이나 큰 일을 할 때 아랫배에 힘을 단단히 주라고 하는 말을 자주 들을 수 있다

그리고 아랫배의 하단전과 대칭이 되는 뒤쪽의 혈을 미려전(尾閭田)이라 하고, 중단전인 단중혈과 대칭이 되는 등쪽 혈을 협척(夾脊)이라 하며, 상단전인 인당혈과 대칭이 되는 혈을 옥침(玉枕)이라고 한다.

2. 기가 드나드는 문(門)

우리 몸에는 기가 드나드는 문이 수백 개가 있는데, 그 중에서 기공에서 알아두어야 할 중요한 문이 세 개가 있다. 그 세 개의 문을 천문(天門), 지문(地門), 인문(人門)이라 한다. 천문으로는 천기(天氣)가, 지문으로는 지기(地氣)가, 인문으로는 인기(人氣)가 드나든다. 하늘에는 천기, 땅에는 지기가 있는데 천기와 지기가 교류하는 중간에 있는 사람의 기를 인기라고 한다.

사람의 몸의 가장 높은 부분인 머리의 정수리에는 백회(百會)라는 천문이 있고, 가장 아랫부분인 발바닥에는 용천(湧泉)이라는 지문이 있다. 그리고 두 문의 중간 부분인 손바닥에는 노궁(勞宮)이라는 인문이 있다.

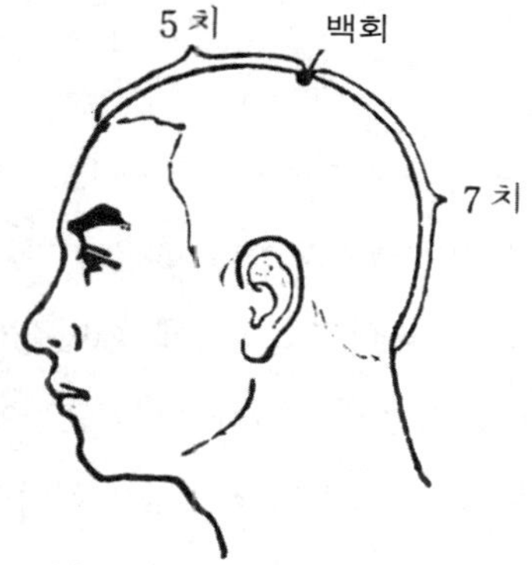

5 치
백회
7 치

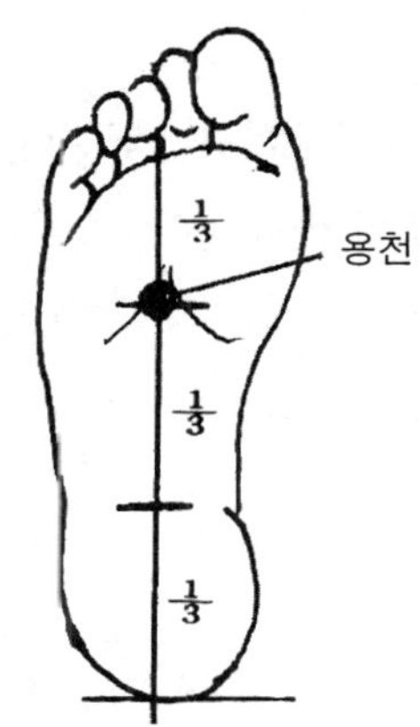

1/3
용천
1/3
1/3

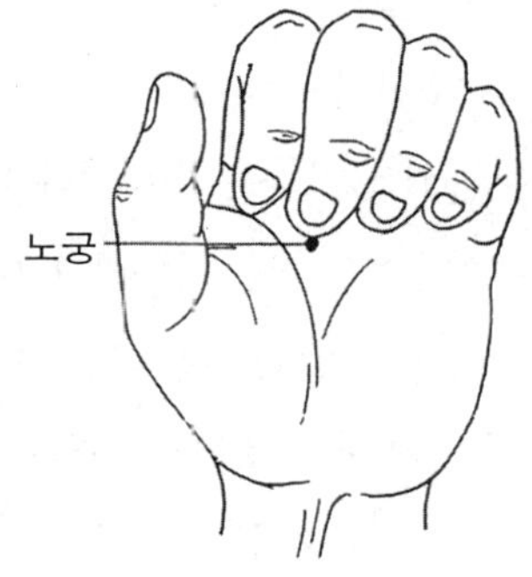

노궁

3. 단전호흡의 효과

꾸준히 단전호흡을 지속하다 보면 온몸이 편안하고 가벼워지는 느낌이 들기도 하고, 몸이 따뜻한 느낌이 들기도 한다. 혹은 전기가 통하는 듯한 찌릿찌릿한 느낌 혹은 진동 등이 나타나기도 하는데, 예민하게 빨리 느끼는 사람도 있으며 좀 느린 사람도 있다. 좀더 나아가면 혈액순환이 잘 되고 위장의 소화기가 개선되는 것을 감지할 수 있게 된다. 무좀이 없어지고 손과 발이 따뜻하게 됨을 느끼게 된다. 또한 마음의 기운을 조절할 수 있어 마음을 편안하게 하여 불안과 공포심, 강박관념을 해소시키면서 보다 느긋한 마음을 가질 수 있게 된다.

단전호흡을 꾸준히 하게 되면 뇌파가 안정되어 두뇌활동이 활발해지면서 집중력과 창의력이 증진되어 학업에도 좋으며, 가슴이 답답하고 머리가 복잡할 때 좋은 효과를 나타낼 수 있다. 단전호흡을 꾸준히 함으로써 개선될 수 있는 단전호흡의 효과를 알아보자.

1) 혈액을 맑게 한다

피는 생명의 원천이다. 피는 우리 몸 속의 구석구석을 누비며 생명을 지탱하는 데 필요한 모든 일을 담당한다. 깨끗한 피가 잘 흘러야 이 모든 기능이 원활히 이루어진다. 피가 깨끗하지 못하고 탁하면 몸 곳곳에 탈이 생긴다. 깨끗하지 않은 혈액은 제 역할을 다 하지 못하고 몸을 병들게 만든다.

한의학에 기행즉혈행(氣行卽血行)이라는 말이 있다. 즉 혈(血)은 기(氣)를 따라 간다는 말이다. 기가 맑으면 혈액 또한 맑아지고 기가 탁하면 혈액 또한 탁해진다. 청기(淸氣)가 들어오면 탁기(濁氣)는 나갈 수밖에 없다. 마치 빛이 들어오면 어둠이 사라지듯이 청기가 들어오면 탁기는 사라진다. 맑은 기운을 받아들이는 기공은 혈액을 맑게 해 준다.

 우리 몸속의 숨어 있는 기(氣)를 살리자

2) 찬 몸이 따뜻해진다

병은 몸의 음양의 균형이 맞지 않았을 때 발생하게 된다. 즉 한(寒)과 열(熱)의 균형이 깨질 때 병이 발생한다. 필요 이상의 찬 기운이나 필요이상의 뜨거운 기운은 병을 발생시키는 원인이 된다. 찬 음식을 먹고 배탈이 난다든지, 차가운 돌 위에 얼굴을 대고 잠을 자고 일어나 보면 안면마비 현상을 일으키는 경우도 있다. 뿐만 아니라 찬방에서 며칠 밤을 자고 나면 몸이 무겁고 허리가 아픈 경우가 많이 있다. 이런 경우들은 찬 기운 즉 한기(寒氣)로 인해서 발생한 것이다. 찬 기운으로 생긴 배탈은 뜨뜻한 온돌방에 배를 깔고 누워 있으면 호전이 되는 경우를 많이 보았을 것이다. 또한 허리가 아플 때 뜨뜻한 물에 목욕을 하거나 허리를 따뜻하게 하면 호전되는 경우를 많이 보았을 것이다. 이런 것들은 열기가 부족하여 발생한 것이기 때문에 열기를 더해 주면 병이 낫게 되는 것이다. 이처럼 한과 열의 균형이 깨졌을 때 병이 발생하게 된다.

단전호흡을 하면 하단전이 뜨거워지는데 이는 우주의 기가 체내로 들어와서 하단전에 축기(蓄氣)가 됨을 의미한다. 하복부를 중심으로 뜨거운 기가 형성이 되면 이 기는 전신을 돌아서 몸을 건강하게 한다. 실제로 몸이 허약한 사람은 겨울에는 추위에 약하고 여름에는 더위에 약하다. 그러나 기가 충만하여 건강한 사람은 여름이나 겨울이나 계절에 상관없이 병에 걸리지 않고 건강한 것이다.

티베트의 지도자 달라이 라마가 그의 추종자들과 맨발로 인도로 탈출할 때 온통 눈으로 뒤덮인 히말라야를 넘으면서도 동상에 걸리지 않았다고 한다. 또한 많은 수도자들은 추운 겨울에도 불도 지피지 아니하고 냉방에서 수도를 한다. 그들이 단순한 인내력으로 추위를 극복한다고 보기는 어렵다. 새삼스런 이야기는 아니지만 많은 수도자들은 단전호흡을 통해서 건강을 지키고 있는 것이다.

3) 힘이 나고 자신감이 생긴다

단전호흡을 본격적으로 하게 되면 밥은 적게 먹는데도 힘이 나는 것을 느끼게 된다. 보통 때 같으면 한끼만 굶어도 맥이 풀리고 힘이 빠져서 온갖 것이 다 귀찮을 텐데, 단전에 축기가 되면 몇 끼를 굶어도 잘 이겨낼 수 있으며 오히려 정신은 더 맑아진다. 득도를 한 많은 성인들의 경우를 보면 물질적인 영양 섭취를 않고도 우주의 기운으로만 오랜 기간 버틸 수 있었던 것이다.

사람이 노쇠하면 혈액도 탁해지고 기운도 약해져서 혈액 순환이 원활하지 못하고 몸도 무거워진다. 정거장에 조금만 서 있어도 앉고 싶고 발걸음이 천근처럼 무거워진다. 약을 먹어도 그때뿐이고 별로 신통치가 않다. 그러나 호흡을 통해서 들어온 우주의 기운은 혈액을 맑게 해주고 기혈의 순환을 원활하게 함으로써 몸이 아주 가벼워짐을 느끼게 되며 자신감이 생기게 된다.

4) 피부가 건강해진다

서양에서는 19세기 초 술통에서 나는 소리에서 지혜를 얻어 남자든 여자든 앞가슴을 두드려서 들은 청흉법(聽胸法)으로 만들게 된 청진기(Stethoscope)로 환자를 진찰했지만 동양의 한의학의 진단법 중에는 망진법(望診法)이라는 진찰 방법이 있다. 이는 환자를 바라보고 진단하는 방법으로서 얼굴이 유난히 붉은색을 띠면 고혈압이나 심장에, 누런색을 띠면 비위에, 청색이나 거무튀튀한 색은 간에, 검은색은 신장에 이상이 있음을 나타낸다. 즉 얼굴의 나타난 색으로서 그 사람의 오장육부를 들여다보는 것이다.

일반적으로는 얼굴에 혈색이 좋고 기름기가 돌면 그 사람 얼굴이 좋다라고 말한다. 물론 건강한 상태라고 말할 수 있지만 기(氣)적 측면에서는 좀 다르다. 단전호흡을 하여 우주의 기가 축적되면 얼굴이 맑고 밝아지는 색깔로 변하고 광채를 띠게 된다. 수도자들을 보면 몸은 비록 말랐지만 얼굴에서는 광채가 나는 것을 느낄 수 있다. 수도자들은 주로 채식을 위주로 소식(小食)

을 하지만 육식으로 많이 먹는 일반인보다도 광채가 나는 것은 수련을 통하여 우주의 대자연의 기가 축적되었기 때문이다.

5) 두통이 사라진다

두통의 원인은 여러 가지가 있지만 몸에 청기(淸氣)가 들어와서 축기가 되면 탁기(濁氣)는 자연히 배출되어 두통이 없어지게 된다. 대자연에서 흡수한 청기는 혈액 속에 노폐물을 제거시키고 기혈의 소통이 잘 이루어진다. 단전호흡을 하면 심리적으로 안정을 찾기 때문에 머리도 맑아지고 항상 건전한 생각이 떠오르게 된다.

6) 위장의 기능이 좋아진다

우리 나라에는 특히 위장병 환자가 많은 것으로 알려져 있다. 위장의 자율신경은 오장육부의 기능 중에서 활동량이 가장 많은 곳이다. 자율신경은 글자 그대로 사고에 의한 명령을 받지 않고 스스로 활동하는 신경을 말한다. 소화를 시키라고 명령을 내린다고 해서 위장이 소화 작용을 하는 것이 아니라, 음식이 위장에 들어가면 본인도 모르게 스스로 움직여서 소화 활동을 하는 것이다.

특히 요즈음은 스트레스로 인한 신경성 질환이 많이 늘고 있는데, 신경성 위장병은 약으로 치료하기가 어렵다. 신경을 쓰고 고민을 함으로써 그만큼 자율신경이 실조가 된 것이 원인이므로, 실조된 자율신경을 회복시켜야 치료가 가능한 것이다. 단전호흡으로서 축기된 좋은 기는 몸 안의 기혈(氣血)을 잘 소통시켜주고 정신적으로 안정을 가져오기 때문에 자율신경의 회복이 가능하다.

7) 간의 기능과 호흡기 기능이 좋아진다.

우리 나라에는 위장병 못지 않게 많은 질병이 간질환이다. 흔한 간의 질병으로는 황달, 간염, 간경화, 간암 등이 있고, 담석증, 담낭염 등도 간장의 범주에 속한다. 단전호흡을 통해서 청기(淸氣)를 불어넣어 주고 피를 깨끗이 하므로서 간의 기능을 개선할 수 있다.

8) 당뇨병 치료에 좋은 방법이다.

당뇨병이란 췌장에서 인슐린이 분비되지 않아서 당이 몸에 흡수되지 못하고 혈당상태에서 소변으로 당분이 배설되는 상태를 말한다.

한의학에서는 당뇨병을 소갈(消渴)이라 하여 상소(上消), 중소(中消), 하소(下消) 등 세 가지로 크게 분류한다. 심장과 폐의 계통에서 오는 소갈을 상소라 하고 비위계통에서 오는 소갈을 중소라 하며, 신장과 방광계에서 오는 소갈을 하소라 하는데, 오장육부를 동시에 활성화시켜 주는 단전호흡이야말로 당뇨병 치료에 좋은 방법이다.

9) 심장이 튼튼해진다

단전호흡을 하면 우선 호흡의 형태가 심장을 자유롭게 해방시켜 준다. 단전호흡법은 정기신(精氣神)을 보다 더 강화시킴으로서 기(氣)는 심장의 기운을 튼튼히 해주고 신(神)은 마음의 집착을 벗어나게 하여 불안과 초조의 근원을 없애 준다.

10) 비뇨기가 좋아지고 순환기가 원활해진다

신장 질환, 방광, 생식기 질환은 기의 교류로서 능력이 배가된다. 고혈압, 저혈압, 동맥경화, 혈전증 등이 개선된다.

 우리 몸속의 숨어 있는 기(氣)를 살리자

11) 냉대하증, 생리불순 등을 없애 준다

여성이란 남성과 달리 특별한 생리구조를 갖고 있기 때문에 남성에게는 없는 독특한 병을 별도로 갖고 있다. 냉증(冷症)이란 글자 그대로 차가운 증세인데 원인은 몸이 찬 데서 기인한 것이다. 냉(冷)이 있다는 것은 열 에너지가 약화된 상태이다. 여성 생식기를 주관하는 장부가 신장과 방광인데 신장의 소관인 명문 부위가 약해져서 요통이 생기기도 하고 생리통이 생기기도 한다. 단전호흡은 아랫배에 축기를 하게 됨으로 기혈의 순환이 잘 되게 하여 냉증이나 생리통 등 여성병을 없애 주는 지름길이라 할 수 있다.

12) 암을 막을 수 있다

암세포는 혈액이나 임파액을 통해서 퍼지는 경우가 많이 있기 때문에 국부적인 치료로서 효과를 얻기가 참으로 어려운 일이다. 단전호흡을 통해서 우주의 좋은 기를 전신 어디로든지 보낼 수 있다. 햇빛이 드는 곳에 곰팡이가 끼지 않는 것처럼 우주의 생기가 강하게 활동하는 곳에는 암세포가 발을 붙이지 못한다.

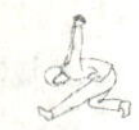

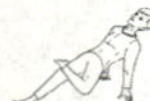

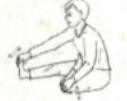

원칙을 지키지 않고 부적절한 방법으로 기공수련을 하거나 기공치료를 하다가 부작용이 나타나는 수가 가끔 있다. 기공수련을 하다가 머리가 아프거나 어지럽고 가슴이 답답하다는 사람들이 있다. 아랫배가 아프고 뭔가 뭉쳐 있다는 사람, 몸 안에 뭔가 돌아다닌다는 사람 등 여러 가지 증세가 나타나기도 한다.

이것은 모두 수련을 잘못해서 생긴 기공병이다. 즉 수련 부작용인데, 이는 기의 부조화가 계속 누적되어 발생하게 된다. 계속 누적이 되어 한계를 초과하거나 그 반응이 강하여 중증의 부작용으로 주화입마(走火入魔)에 빠지게 되면 대단히 심각한 상태를 가져올 수도 있다.

주화(走火)란 화기(火氣)가 머리로 향하여 거꾸로 올라온 상태를 말한다. 단전호흡을 하면 수승화강(水昇火降), 즉 찬 기운은 올라가고 뜨거운 기운은 아래로 내려가는 현상이 정상인데 화(火)가 아무렇게나 흘러서 거꾸로 올라가면 여러 가지 증세를 일으킨다. 화기가 위로 올라가면 어지럽고 가슴이 답답하거나 머리가 무거운 증세가 나타난다. 눈이 충혈되거나 귀울림 증세도 나타나며 더 심해지면 뇌에 손상을 일으켜 정신병 증세가 오기도 한다. 미친 듯이 춤을 추거나 동작이 아주 격렬해지기도 한다. 주화는 대개 몸에 화기가 많아 몸에 열이 많은 사람들이 올바른 책으로 공부를 하지 않았거나 지도자의 도움 없이 원칙을 지키지 않고 수련하다가 발생하기 쉽다.

입마(入魔)란 글자 그대로 마귀나 귀신이 몸 안으로 들어온 상태를 말한다. 온몸에 뭔가 돌아다니는 느낌을 받기도 하고, 불안하고 초조하며 강박 관념에 사로잡힌다. 환청, 환각, 혼상이 나타나며 정서불안, 정신분열증 같은 병을 일으키기도 한다.

이런 부작용이 생기는 핵심적인 이유는 원칙을 지키지 않고 올바른 지도를 받지 않고 부적절한 방법으로 무리하게 했을 때 생길 수 있는데, 입마는 대체로 심장이 허약한 심허(心虛)증의 사람에게 생기기가 쉽다.

기공은 반드시 올바른 지도자와 함께 수련을 해야 한다. 건강에 좋다는 이유로 덮어놓고 마구잡이로 수련을 해서는 오히려 건강을 해치는 경우가 발생할 수가 있다. 또한 기감(氣感)만을 추구해서도 안된다. 수련을 하다보면 몸에 진동이 일어나기도 하고 무의식적으로 춤을 추기도 하는데, 지나치게 그런 방면으로 빠져들게 되면 결국엔 주화입마에 빠질 가능성이 아주 높다.

만일 수련도중에 다음과 같은 증상이 나타나면 전문가와 상의를 하여 치료대책을 세워야 한다.

① 불안 초조하며 환시, 환각, 환청, 환상 등이 나타날 때

② 몸의 진동이 멈추지 않고 장시간 계속되거나 수시로 발동할 때

③ 때때로 기운이 우로 올라가서 얼굴이 붉어지고 혈압이 오를 때

④ 가슴이 두근거리고 답답하고, 속이 더부룩하고 소화장애가 생길 때

⑤ 이유 없이 두통, 근육통, 관절통, 위통, 전신통 등이 계속될 때

⑥ 간혹 전신에 기운이 빠져 무력감이나 허탈감이 생길 때

기공병의 치료는 한방요법과 기공요법를 병행해서 치료를 하면 좋다. 현재 기공과 한방치료를 겸해서 하는 한의사들이 있으므로 치료의 도움을 받을 수 있다. 기공치료 요법과 병행하여 기의 흐름을 조절하는 침구요법이나 한약, 그 외에 향기요법 등을 치료에 이용할 수 있다.

주화와 입마 즉 기공병에 들지 않기 위해서는 아래 사항을 잘 지켜야 할 것이다.

첫째, 혼자서 아무런 책을 보고 무리하게 하지 말아야 하며,

둘째, 체질이나 병의 증상에 따라서 자기에게 맞는 방법을 선택해야 한다.

셋째, 오랫동안 참는 지식(止息)호흡이나 억지로 긴 호흡을 한다든지 자기 몸에 무리한 호흡을 해서는 안 된다.

넷째, 정신적으로 예민한 사람들은 항상 주의를 해야 한다.

다섯째, 충분히 이완되지 않고 경직된 상태에서 수련을 하면 안된다.

여섯째, 항상 겸허한 마음으로 수련을 하여야 하며 무리하거나 욕심을 부리지 말고 자기체력에 맞게 정도를 지켜야 한다.

기공수련은 누구나 할 수 있는 건강법이지만 환자는 반드시 전문가와 상의를 해야 하며, 특히 간질이나 정신병 환자, 토혈(吐血)을 한 병력이 있는 사람, 대수술을 받고 얼마 되지 않은 사람, 중병을 앓은 후여서 맥이 아주 약한 사람, 출산 후 체력이 아직 회복되지 않은 사람 등은 특별히 주의해야 한다.

기(氣)와 오장육부(五臟六腑) 2

의성(醫聖) 허 준(許浚)도 『동의보감(東醫寶鑑)』서문에서 하늘에는 음양(陰陽)이 있고,
인체(人體)에는 한열(寒熱)이 있다고 하면서 대우주인 자연과 소우주인 인간과의 자
연합일(自然合一)사상을 인간의 질병 치료를 위한 그의 의학 철학으로 삼았다

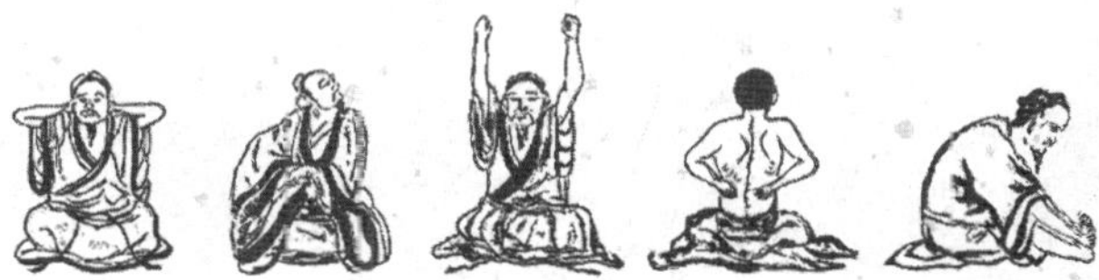

Ⅰ 기(氣)

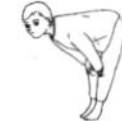

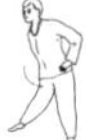

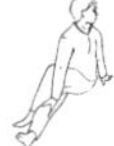

모든 생명체(生命體)에는 기(氣) 즉 에너지가 있어야 살아서 움직일 수 있다. 마치 자동차가 가솔린을 태워서 에너지를 발생시켜서 그 에너지로 엔진이 돌아가듯이, 사람도 공기를 마시고 음식물을 섭취해서 기가 생성되어야 혈액 순환도 잘 이루어지고 활동할 수 있는 것이다. 이처럼 적당한 기가 있어서 순환이 순조롭게 잘 이루어질 때는 건강하고, 기가 모자라거나 정체되어 순환이 잘 되지 않을 때에는 질병이 발생하게 된다.

사람의 기는 태어날 때 선천적으로 받은 기와 후천적으로 생활하면서 형성된 기가 합쳐진 것이다. 사람마다 성격이 다르고 취향도 다른데 이를 기질(氣質)이라고 한다. 어떤 사람은 같이 있기만 해도 괜히 기분이 좋고 편안한 기분이 드는가 하면, 어떤 사람을 만나면 괜히 마음이 편치 않고 밥맛이 떨어진다는 경우도 있다. 이런 경우는 서로 맞지 않는 기의 관계라고 말할 수 있다. 기는 사람이 활동하고 생각하고 마음의 상태를 변화시키는 일종의 에너지라고 할 수 있는데, 이 기가 사람마다 조금씩 다르기 때문에 성격도 다르게 나타난다. 그래서 자기한테 부족한 기를 가졌거나 자기에게 잘 어울리는 기를 가진 사람을 만나면 그 상대가 좋아지고 편안한 느낌을 갖게 되는 것이다. 반면에 내가 필요치 않은 기를 상대방이 가졌거나 나와 어울리지 않는 기를 가진 사람을 만나면 편치 않게 되는 것이다. 이렇듯 기도 종류에 따라서 작용을 다르게 한다. 또한 오장육부의 각 장부에서도 기의 작용이 각기 다르다. 이와 같이 기는 성질이나 모양, 시간에 따라서 음식이나 그 맛에 따라서 또는 색상에 따라서 그 작용이 다르게 나타나기도 한다.

1. 정기(正氣)와 사기(邪氣)의 구분

우리의 건강에 유익한 기를 정기 또는 청기(淸氣)라 하고 좋지 않은 병적인 기를 사기 또는 탁기(濁氣)라고 한다. 우리 몸 속에 사기가 없고 정기가 활동하는 상태가 건강한 상태이다. 이때에는 마음이 편안하고 기분도 좋은 상태가 되며 육체도 활력이 넘치게 되는 것이다. 그러나 사기가 들어오면 피로하거나 불편하고 심하면 병이 난다. 그러니까 우리 몸의 건강 상태는 사기가 얼마나 들어왔느냐에 따라서 결정이 되는 것이다. 정기는 사기가 몸 안으로 들어오지 못하게 방어를 한다. 사기가 들어오는 것은 정기가 허약하기 때문이니까 병이 발생하지 않기 위해서는 몸 안에 정기가 강해야 한다.

감기가 유행할 때도 어떤 사람은 감기에 걸리고 어떤 사람은 걸리지 않는다. 정기가 약한 사람은 사기인 감기 바이러스의 침입을 받아 감기에 걸릴 것이고, 정기가 강한 사람에게는 바이러스가 침입을 하지 못하게 되는 것이다.

정기는 사기가 들어오면 다시 밖으로 쫓아내기 위해 활동을 하는데, 만약 정기가 이기면 바로 병이 낫고, 정기가 약하면 병이 악화된다. 기공법은 근본

 우리 몸속의 숨어 있는 기(氣)를 살리자

적으로 정기를 강화하여 우리를 건강하게 하는 방법 중에 한 방법이다.

2. 색(色)과 맛(味)의 성질에 의한 기의 구분

따뜻한(溫) 성질의 물질은 인체에 들어가서 기(氣)를 보(補)해 주며 상승하는 작용을 한다. 뜨거운(熱) 성질의 물질은 찬 기운을 흩어지게 하여 소통을 시켜주고, 서늘한(凉) 기운을 가진 물질은 열을 식혀주며 수렴작용을 한다. 찬(寒) 기운을 가진 굴질은 열을 식히고 진정시키는 작용을 하고, 평성(平性)인 물질은 중화 숙성시키고 변화시키는 작용을 한다. 의성(醫聖) 허준(許浚)도『동의보감』서문에서 하늘의 음양(陰陽)이 있고 인체에는 한열(寒熱)이 있다고 하면서 대우주인 자연과 소우주인 인간과의 자연합일(自然合一)사상을 인간치료를 위한 그의 의학 촐학으로 하였다.

그리고 색에 따라서도 각기 다르게 작용하는데, 청색은 온(溫)하며 시작, 상승하는 성질이며, 적(赤)색은 뜨거우며(熱) 활동, 분열하는 성질이다. 황색은 평성(平性)으로서 중화와 변화의 성질을 갖고 있으며, 백색은 서늘(凉)하면서 수렴, 하강의 성질이다. 그리고 흑색은 차가우며(寒) 휴식, 준비, 저장의 성질이다.

더운 여름날에 실내 전등을 온통 빨간 불로 켜 놓았다면 아마도 숨이 턱턱 막힘을 느낄 것이다. 흰색의 등을 켰을 때와 실제 온도는 다름이 없지만 우리가 실제 느끼는 기분은 보다 더 덥게 느끼는 것이다. 그것은 색깔이 갖는 기의 특성이 있기 때문이다. 빨간 색은 뜨거운 성질의 기를 간직하고 있기 때문에 비록 온도의 변화는 없지만 더욱 덥게 느껴지는 것이다. 따라서 열이 많은 환자의 방에 빨간 전등을 켠다든지 벽지나 혹은 커튼을 빨강색으로 장식하는 건 피해야 한다. 만약 그렇게 한다면 그 환자는 더욱 열감을 느껴서 좋지 않게 작용할 것이다. 때문에 환자가 있는 방은 그 환자의 병에 따라 도움이 되는 색을 선택해서 치장하는 것도 바람직하다.

1) 색(色)과 음식(飮食)

동양의학에서는 음식도 그 색이 갖는 특성에 따라서 작용을 한다고 보기 때문에 곡식과 과실 등 먹거리 재료에는 각기 타고난 색깔을 지니고 있으며 그 색깔에 따라 기(氣)를 가지고 있기에 그 색깔에 따른 특성을 알아 본다.

(1) 청(靑) - 간(肝) · 담(膽)

청색은 오행상 목(木)에 해당되며 간과 담에 연결된다. 따라서 싱싱한 녹즙 등 청색식품은 간의 기능을 도와주는 역활을 한다. 청색 식품으로는 시금치, 부추, 쑥갓, 무청, 케일, 브로콜리 등이 있다.

(2) 적(赤) - 심장(心臟) · 소장(小腸)

적색은 오행에서 화(火)에 속하며, 인체의 심장과 소장에 연결된다. 적색 식품은 오장육부 중의 심장과 소장에 작용을 하기 때문에 심장이나 소장을 건강하게 한다. 적색 식품으로는 토마토, 붉은 사과. 고추, 딸기, 감, 자몽, 대추, 구기자, 오미자 등이 있다.

(3) 황(黃) - 비(脾) · 위(胃)

황색은 오행상 토(土)에 속하며 비장과 위에 연결된다. 따라서 황색 식품은 위장과 비장의 기능을 높인다. 황색 식품으로는 오렌지, 감귤 , 호박 등이 있다.

 우리 몸속의 숨어 있는 기(氣)를 살리자

(4) 백(白) - 폐(肺) · 대장(大腸)

백색은 오행에서 금(金)에 해당되며 폐와 대장과 연결된다. 따라서 백색 식품은 폐나 기관지가 약한 사람에게 도움이 된다. 백색 식품의 채소와 감자 등은 항알레르기, 항염증의 기능이 탁월하다고 한다. 양파는 고혈압을 예방하며 도라지는 기침에 좋다.

(5) 흑(黑) - 신(腎) · 방광(膀胱)

흑색은 오행상 수(水)에 속하며 신장, 방광과 연결된다. 옛부터 검은콩과 검은깨는 회복기 환자가 죽을 쑤어서 먹기도 했다. 검은색 식품은 발육, 생식 등을 관장하는 신장 기능을 강화하는 효과가 있다. 또한 검은콩, 검은쌀, 검은깨 등은 노화의 원인인 활성 산소를 중화시키는 항산화 효과가 있다고 한다. 그 밖에 흑색 식품으로는 목이버섯, 김, 오골계, 흑염소 등이 있다.

2) 맛(味)과 음식

맛에 따라서도 맛이 갖는 기의 특성이 각기 따로 있다. 특정한 맛은 무슨 작용을 하는지 한방에서 응용하는 맛이 갖는 작용을 알아보자. 매운맛(辛)은 폐와 대장에 영향을 주며 활동 분산하는 성질이 있어서 정체된 요소를 풀어주어 활동케 한다. 단맛(甘)은 비장과 위장에 영향을 주며 보(補)하는 작용을 하면서 중화(中和)의 작용을 한다.

신맛(酸)은 간과 담에 영향을 주고 수렴(收斂)하는 성질이 있으므로 흐름을 지체시키는 작용을 하고, 떫은맛(澁)은 심포와 삼초에 영향을 주며 신맛과 같이 수렴 작용을 한다. 쓴맛(苦)은 심장과 소장에 영향을 주며 건조(乾燥) 시키는 성질이 있고, 짠맛(鹹)은 신장과 방광에 영향을 주며 성질은 침투성이 강하고 굳은 것을 연하게 하는 작용을 한다.

(1) 신 맛(酸), 누린내(臊)

신맛과 누린내나는 식품은 오행상 목(木)에 속하여 오장육부 중의 간과 담에 작용을 하는데, 팥, 밀, 부추, 개고기, 그리고 동물의 간과 쓸개 등이 이에 속한다.

(2) 쓴 맛(苦), 단내(焦)

쓴맛과 단내가 나는 식품은 오행으로 화(火)에 속하며 오장육부 중의 심장과 소장에 작용을 한다. 수수, 쑥갓, 씀바귀, 익모초, 고들빼기, 염소, 술 등이 이에 속한다.

(3) 단 맛(甘), 구수한내(香)

단맛과 구수한내가 나는 식품은 오행상 토(土)에 속하며 오장육부 중의 위와 비장에 좋다. 찹쌀, 기장쌀, 쇠고기, 대추, 엿, 꿀 등이 이에 속한다.

(4) 매운 맛(辛), 비린내(腥)

매운맛과 비린내가 나는 음식은 오행상 금(金)에 속하며 오장육부 중의 폐와 대장에 좋다. 현미, 율무, 배, 마늘, 고추, 달래, 양파, 무 등이 이에 속한다.

(5) 짠 맛(鹹), 지린내(腐)

짠맛과 지린내 나는 음식은 오행상 수(水)에 속하며 오장육부 중의 신장과 방광에 좋다. 검정콩, 수박, 돼지고기, 동물의 콩팥, 각종 해초류 및 젓갈류가 이에 속한다.

 우리 몸속의 숨어 있는 기(氣)를 살리자

3. 음양(陰陽)에 의한 기의 구분

기는 크게 음기(陰氣)와 양기(陽氣)로 나눈다. 하늘은 양이요 땅은 음이고, 낮은 양이고 밤은 음이다. 그리고 남자는 양이고 여자는 음이다. 양은 기(氣)로써 불(火)이라 하기도 하고 음은 질(質)로써 물(水)을 말하기도 한다. 인간은 양(陽)인 하늘의 대기(大氣)를 호흡하고 음(陰)인 토양에서 자란 음식물을 먹고 살아간다. 이렇게 우주의 음양의 자연법칙에 따라 살아가는 것이다. 또 음과 양은 서로 상대적인 것으로 절대적인 완전한 양이나 완전한 음은 존재하지 않는다.

남자가 여자에 비해서 양이지만 그 속에는 음기도 있고, 또한 여자는 남자에 비해서 음이지만 그 속에는 양기도 있다. 이와 같이 모든 현상과 사물은 음과 양의 복합으로 이루어졌다. 다시 말하면 음 중에도 양이 있으며 양 중에도 음이 존재하고 있다. 즉 음과 양은 절대적이 아니라 어디까지나 상대적인 것이다. 예를 들면 낮을 양이라 하고 밤을 음이라 하였을 때, 아침은 밤에 비해서는 양이지단 낮에 비해서는 음이 된다. 또 저녁은 밤에 비해서는 양이 되지만 낮에 비해서는 음이 된다. 아침과 저녁을 비교할 때는 다시 저녁이 음이 되고 아침이 양이 된다. 그러니까 좀더 음적인 성질을 가진 것이 어느 것이고, 좀더 양적인 성질을 가진 것이 어느 쪽인가에 따라서 음과 양으로 구분한다.

정기(正氣)도 음과 양으로 나누고, 사기(邪氣)도 음과 양으로 나눈다. 예를 들어 같은 사기라 하여도 음적인 성질을 가진 한기(寒氣)가 몸에 들어오면 으슬으슬 춥고 찬 것이 싫어지며 그 사기로 인해 몸에서 열이 나기도 하지만, 양적인 성질을 가진 사기가 몸에 침입을 하면 열이 나며 머리가 아프며 찬 것을 좋아하는 증세가 나타난다. 이렇게 음적인 성질을 가진 기를 음기라 하고 양적인 성질을 가진 기를 양기라고 한다. 우주의 모든 물질은 내면에 기를 간직하고 있는데, 음기의 물질이냐 양기의 물질이냐로 나눌 수 있다. 식물도 음기가 강한 식물이 있는가 하면 양기가 강한 식물도 있다. 그래서 양기가 부족한 사람에게는 양기가 강한 약재를 사용하고 음기가 부족한 사람에게는 음기가 강한 약재로서 치료를 하는 것이 한방치료의 원리이다.

(1) 대표적인 음양(陰陽)관계

음(陰)	여(女)	야(夜)	한(寒)	내(內)	습(濕)	수(水)	정(靜)
양(陽)	남(男)	주(晝)	열(熱)	외(外)	조(燥)	화(火)	동(動)

2) 음양(陰陽)관계 도표

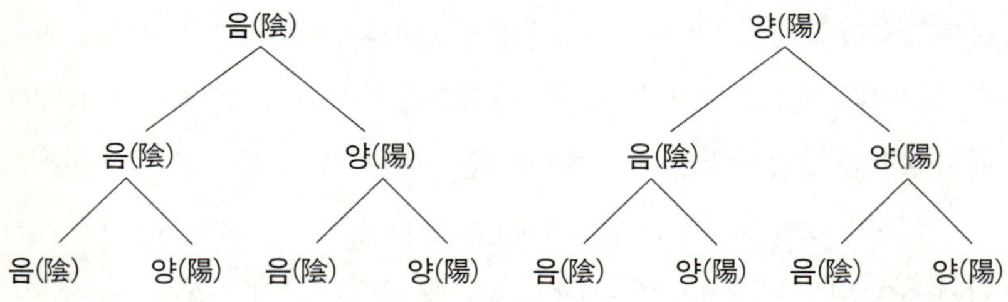

즉 양기가 필요 이상으로 성하면 양기를 빼주어야 하고, 음이 허하면 음을 보하여 음양을 조화시키고, 또한 음이 필요이상으로 성하면 음을 빼주고, 양이 허하면 양을 보해서 음양을 조화시켜야 한다. 즉 허(虛)한 것은 보(補)해주고 필요 이상으로 실(實)한 것은 사(瀉)함으로서 음양을 조화시키는 것이다. 음과 양이 잘 조화를 이루어 순환하면 건강하고 부조화한 때는 각종 질병이 생기게 된다.

서양의학에서는 세균을 검사하여 세균을 죽이는 약물을 투여하여 치료하

 우리 몸속의 숨어 있는 기(氣)를 살리자

지만, 동양의학에서는 음양을 조절하여 음양의 조화를 이루어서 세균이 체내에 들어오지 못하게 하고 또 살지 못하도록 하는 것이 치료의 원리이다. 예컨대 습한 곳(陰)을 좋아하는 어떤 세균이 있다면, 그 세균은 습(陰)기가 필요 이상 많은 사람에게 침입을 해서 발병을 하게 된 것이므로 습기를 빼주어서 음양의 조화를 맞추게 되면 그 병균은 더 이상 활동하지 못하게 되어 건강해진다는 원리이다.

그러므로 약을 쓸 때도 열병이 들었을 때는 열을 식힐 수 있는 찬 성질에 약을 써야지, 더운 성질의 약을 써서는 음양에 조절이 안 되어 병을 더욱 악화시킬 것이다. 또한 냉증(冷症)에는 따뜻한 성질의 약재를 투여하든가 온열 요법을 써서 찬 기운이 굴러가게 해야 병이 낫게 된다. 이렇게 음양의 균형이 잘 맞게 되면 건강하게 되는 원리이다.

하늘과 땅을 비롯하여 우주만물은 모두 음과 양 두 면이 생(生)하고 성(成)하게 된다. 음과 양의 작용으로 인해서 모든 것이 이루어지고 변화하는 것이다. 예컨대 남자와 여자가 있으므로 새로운 생명이 탄생할 수 있는 것이다. 남자만으로 혹은 여자만으로는 인간의 생명을 이어갈 수가 없다. 또한 음과 양의 유전(流轉)으로 밤과 낮이 교체되고 계절이 바뀌면서 우주의 삼라만상이 변화된다. 즉 음양은 고정되어 있지 아니하고 부단히 흐르고 바뀐다. 만물이 이 음양의 법칙에 따르면서 끝없이 변화를 거듭하고 있는 것이다.

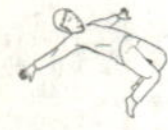

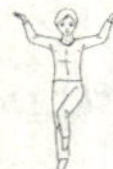

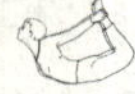

1. 오행이란 무엇인가

오행이란 기(氣) 또는 사물의 성질을 다섯 가지로 분류하고 서로의 관계와 변화하는 것을 오행(五行)이라고 한다. 오행은 목(木), 화(火), 토(土), 금(金), 수(水) 다섯 가지 현상(現象)이 서로 억제하고 서로 도와 가는 기화(氣化) 작용과 관계에 의하여 우주의 모든 현상과 만물의 생존을 설명한 일종의 우주 철학이다. 앞서 설명한 음양설은 두개의 현상이 대립성으로 나타나는 현상이지만, 오행설은 다섯 개의 현상의 연쇄적 관계를 설명하고 있다.

구분	목(木)	화(火)	토(土)	금(金)	수(水)	상화(相火)
장(臟)	간장	심장	비장	폐장	신장	심포
부(腑)	담	소장	위	대장	방광	삼초

우리 몸속의 숨어 있는 기(氣)를 살리자

① 목(木)은 자연계의 봄철에 나무나 풀이 새싹이 돋는 형상에 비유한 것
   으로서 기의 성질은 시작(始作), 출발(出發), 상승(上昇)하는 기운으로
   서 따뜻하며 양(陽)의 기운에 속한다. 계절로는 봄에 해당한다.

② 화(火)는 자연계의 활활 타오르는 불의 형상에 비유한 것으로서 기의
   성질은 상승(上昇), 분열(分裂), 분산(分散), 활동(活動)하는 기운이다.
   계절로는 여름에 해당하며 뜨겁고 목기보다 더욱 강한 양(陽)의 기운
   에 속한다.

③ 토(土)는 자연계의 흙에 비유한 것으로서 기의 성질은 중화(中和), 성
   숙(成熟), 중재(仲裁)의 기운이며 습(濕)한 기운이다. 계절로는 우기
   (雨期)에 해당한다.

④ 금(金)은 자연계의 딱딱한 쇠와 같은 형상에 비유한 것으로서, 기의 성
   질은 수렴(收斂), 정리(整理), 하강(下降), 건조(乾燥)의 기운이다. 음
   기의 시작으로서 서늘한(涼) 기운이며 계절로는 가을에 해당한다.

⑤ 수(水)는 자연계의 차가운 물에 비유한 것으로서 기의 성질은 저장(貯
   藏), 준비(準備)하는 속성을 가지고 있으며 찬 기운이며 강한 음기(陰
   氣)다. 계절로는 겨울에 해당한다.

2. 기(氣)의 상생(相生)작용과 상극(相剋)작용

오행은 서로 서로 관계를 이루고 있는데, 오행에서의 관계는 일반적으로
는 상생(相生)과 상극(相剋)의 관계가 있다. 상생이란 서로 북돋아 주고 도와
주는 관계이고, 상극이란 서로 억제, 견제하는 관계를 말한다. 상생과 상극
관계가 존재하여야만 오행 중의 어떤 하나가 지속적으로 성장하거나 쇠퇴하
는 것을 막고 균형을 유지할 수 있게 된다.

1) 상생작용

(1) 목생화(木生火)

나무가 없으면 불이 일어나지 못한다. 즉 나무가 불을 만든다는 평범한 진리에서 나온 것이다. 간(肝)은 음목(陰木)에 담(膽)은 양목(陽木)에 해당한다. 따라서 간장과 담의 기능이 건강하면 목생화이므로 심장과 소장의 기능이 건강하게 운용된다는 자연의 법칙이다.

(2) 화생토(火生土)

불에 타면 모두 재가 되어 흙이 된다는 뜻이다. 화(火)에 속하는 심장(陰火)과 소장(陽火)은 토(土)에 속하는 비장과 위장의 기능을 튼튼히 하여 위장으로 들어온 음식물을 썩혀 그 음식물에 함유된 모든 영양소를 신체 각 기관으로 보내게 된다. 심장이 튼튼한 사람은 위장 또한 튼튼해지는 이유가 이와 같은 원리라 하겠다.

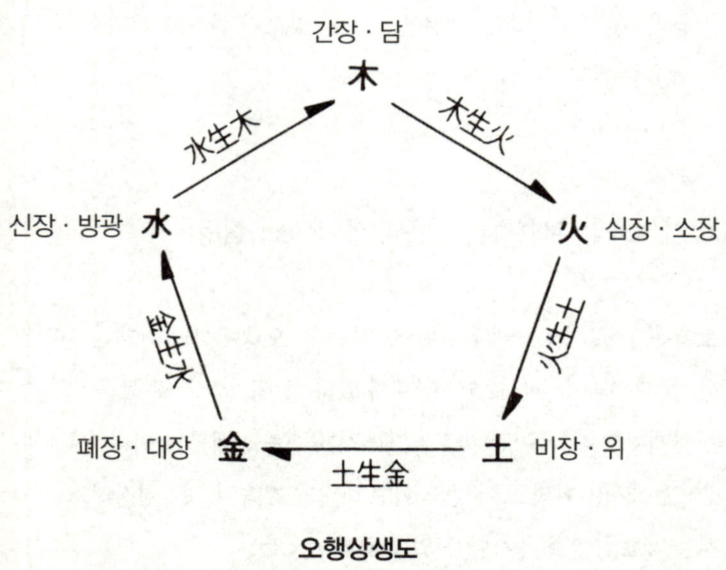

오행상생도

 우리 몸속의 숨어 있는 기(氣)를 살리자

(3) 토생금(土生金)

흙속에서 금이 나온다는 말로 흙은 쇠를 생성시키는 바탕으로 흙에 금속물질 광물질이 가득한 것도 자연의 법리인 것이다. 토(土)에 속하는 비장(陰土)과 위장(陽土)의 기능이 왕성하면 금(金)에 속하는 폐장과 대장의 기능도 좋아진다.

(4) 금생수(金生水)

쇠는 물을 만드는 고체로서 차고 더운 기운에 의해 수기(水氣)를 외부에 발산시키는 작용을 하게 된다. 금(金)에 속하는 폐장(陰金)과 대장(陽金)의 기능이 활발하면 수(水)에 속하는 신장과 방광의 기능을 도와 대사가 잘 이루어져 노폐물의 배설 및 생식작용과 해독작용이 좋아진다.

(5) 수생목(水生木)

물이 나무를 자라게 하듯이 수(水)에 해당하는 신장(陰水)과 방광(陽水)의 배설과 신진대사 기능 그리고 성식과 해독작용이 잘 이루어져야만 간과 담의 기능이 좋아진다.

이와같이 우리 인체의 오장육부는 모두 서로간의 상생관계를 이루고 있어 서로 기능을 보(補)해 주고 있다.

2) 상극작용

(1) 목극토(木剋土)

극이란 억제, 견제한다는 뜻으로 목(木)에 해당되는 간과 담에 이상이 있으면 토(土)인 비장과 위장이 영향을 받게 되어 소화기능이 약해진다. 그러므로 소화기능이 약해졌을 때는 그 상극관계에 있는 간경(肝經)과 담경(膽經)을 살펴서 다스리면 좋아진다고 하는 것이다.

(2) 토극수(土剋水)

토(土)에 해당되는 비장과 위장이 약해져서 소화기능이 약해지면 수(水)에 해당하는 신장과 방광기능이 떨어지게 되고 생식과 생리기능에 이상이 오게 된다. 그럴 때는 비경(脾經)과 위경(胃經)을 먼저 다스리는 것이 순서라는 뜻이다.

(3)수극화(水剋 火)

수(水)에 해당되는 신장과 방광에 이상이 생기면 그 영향이 화(火)에 해당되는 심장과 소장에 미치게 된다는 것이다. 그러므로 신장과 방광에 이상이 있는 사람은 혈압이 오르거나 심장마비의 위험성이 있으므로 상극관계에 있

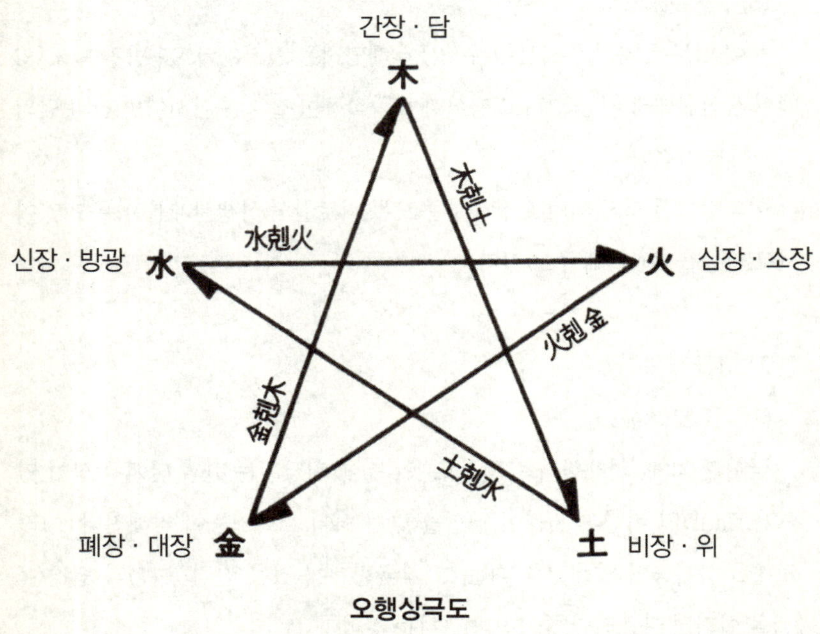

오행상극도

 우리 몸 속의 숨어 있는 기(氣)를 살리자

는 신경(腎經)과 방광경(膀胱經)을 잘 다스려야 된다는 뜻이다.

(4) 화극금(火剋金)

화(火)인 심장과 소장의 기능이 약해지면 금(金)에 해당되는 폐와 대장에 영향을 미치게 되어 호흡기능의 장애와 변비 등이 생기기 쉽다. 이럴 경우 화(火)인 심장경(心臟經)과 소장경(小腸經)을 잘 다스려야 된다.

(5) 금극목(金剋木)

금(金)에 속하는 대장과 폐의 태설기능 및 호흡기계통에 이상이 있으면 목(木)에 해당하는 간(肝)과 담(膽)의 장애가 생기게 된다. 그러므로 간과 담이 약해지면 폐경(肺經)과 대장경(大腸經)을 다스려야 된다는 것이다.

상극관계를 일반적으로 자연계에서 나타나는 현상으로 예를 들어 본다면, 목극토(木剋土)는 봄에 나무의 싹이 흙을 뚫고 나오는 현상이고, 화극금(火剋金)은 불이 쇠를 녹이는 현상이며, 토극수(土剋水)는 흐르는 물을 흙이 막는 현상이고, 금극목(金剋木)은 쇠로 된 칼이나 톱으로 나무를 자르는 현상이며, 수극화(水剋火)는 물로 불을 끄는 현상에 비유할 수 있다.

상생과 상극은 정상적인 상황하에서 매우 밀접히 관련되어 있다. 즉 생(生)함이 없으면 성장이 되지 않고, 극(剋)함이 없으면 정상적인 변화와 발전이 이루어지지 않는다. 적당한 생(生)과 적당한 극(剋)이 있어야 상호간의 협조가 유지되어 끊임없는 조화(調和)와 운행(運行)이 이루어지는 것이다. 이러한 상생과 상극관계가 존재하여야만 오행 중의 어떤 하나가 지속적으로 성장하거나 쇠퇴하는 것을 막고 균형을 유지할 수 있다.

3) 상승(相乘)작용과 상모(相侮)작용

위에서 설명한 견제와 억제작용을 하는 상극이 필요 이상으로 심해서 병적으로 나타나는 오행의 관계를 한의학에서는 상승과 상모작용이라고 한다.

이 작용은 오행이 변화하는 과정에서 나타나는 비정상적인 현상이다.

상승(相乘)이란 승(乘)자가 올라탄다는 뜻으로 극(剋)이 지나쳐 병적으로 나타난 상태를 말한다. 예를 들어 목극토(木剋土) 관계를 보면 목(木)은 토(土)를 억제하는 역할을 하는데 목이 필요 이상으로 세력이 커지면 토에 올라타서 억제와 견제의 기능을 넘어 토를 맥도 못추게 만들어 병이 되는 현상을 말한다.

상모(相侮)란 모(侮)자가 업신여긴다는 뜻으로 자기를 극(剋)하는 상대를 오히려 업신여기고 거꾸로 극(剋)하게 되는 상태를 말한다. 예를 들어 정상적으로는 금극목(金剋木)은 금이 목을 극해서 견제와 억제기능을 해야 하는데 목기(木氣)가 너무 강해서 금이 목을 억제하지 못하고 오히려 목이 금을 업수이 여겨 목극금(木剋金)의 현상이 일어나는 병적인 상태를 말한다.

이러한 상모관계(相侮關係)를 자연계에서 일어나는 일로 예를 들어보면 정상적으로는 금극목(金剋木)이 되어 쇠로 된 칼이나 톱으로 나무를 자를 수 있어야 되나 나무가 너무 단단하고 크면 칼이나 톱으로 베기는커녕 칼이나 톱이 부러지는 현상이다. 수극화(水克火)도 마찬가지로 보통은 물로 불을 끄지만 큰불이 나면 적은 물로는 불을 끌 수 없으며 물이 말라버리게 된다. 또한 토극수(土剋水)라 하여 흙은 물을 능히 막을 수 있지만 물살이 센 큰물이 지면 보통의 흙제방은 쓸어버리고 마는 현상을 우리는 가끔 본다.

Ⅲ 오장육부(五臟六腑)

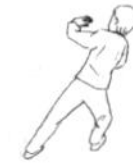

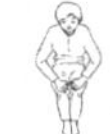

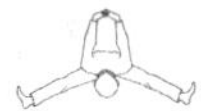

사람의 오장(五臟)과 육부(六腑)를 음양으로 보면 오장 즉 간(肝), 심장(心), 비장(脾), 폐(肺), 신장(腎)은 음(陰)이고, 육부(六腑)인 담(膽), 소장(小腸), 위(胃), 대장(大腸), 방광(膀胱), 삼초(三焦)는 양(陽)이다. 또한 사람의 등은 양이요 앞쪽 배는 음이다.

음(陰)	간장	심장	비장	폐장	신장	심포
양(陽)	담	소장	위	대장	방광	삼초

이와 같이 인체의 오장육부도 모두 서로 음과 양으로 서로 대립되어 있음을 알 수 있다. 이들 장부는 상호간에 견제와 대립을 하면서도 서로 협조와 균형을 유지한다. 음과 양이 균형을 이룰 때 모든 현상과 사물은 정상이 되는 것이다. 사람의 건강도 마찬가지로 음과 양의 세력이 균형을 이루어서 한쪽으로 치우침이 없이 생리적 중화를 이루고 있을 때가 건강한 상태이다. 지나치

게 많은 것도 병이요 모자라는 것도 병이 되는 것이다. 이렇듯이 음과 양이 잘 조화되었을 때는 건강하고 음양이 부조화(不調和)될 때에 질병이 발생하는데, 기(氣)와 혈(血)도 마찬가지로 순환이 잘 이루어질 때 건강하고 기혈의 순환이 잘 안될 때는 역시 질병이 발생하기 마련이다. 여기에서도 기(氣)는 양(陽)에 해당하고 혈(血)은 음(陰)에 해당한다.

인체에서 음양의 대립과 협조 균형이 잘된 경우와 균형이 파괴된 경우를 예를 들어 보자. 심장에는 억제 신경(陰)인 부교감신경과 가속 항진 신경(陽)인 교감신경이 있다. 이들의 역할은 억제 신경이 심장 박동의 횟수를 감소시키거나 수축력을 약화시킨다면 가속신경은 심장 박동 횟수를 증가시키거나 심장의 수축도를 높여 준다.

또 흥분 전달을 지연시키고 흥분성을 약화시킨다면 다른 하나는 정반대의 역할을 한다. 억제 신경의 역할만 크고 가속 신경이 없다면 심장의 활동이 정지하고 말 것이며, 반대로 가속 신경의 역할만 있다면 이 역시 심장의 병적 항진이 올 것이다. 이렇듯이 음양의 불균형은 병을 유발하는 근본 원인이 된다.

구분	목(木)	화(火)	토(土)	금(金)	수(水)	상화(相火)
장(臟)	간장	심장	비장	폐장	신장	심포
부(腑)	담	소장	위	대장	방광	삼초

위에서 보는 바와 같이 오장(五臟) 즉 간장, 신장, 비장, 폐장 그리고 신장이 다섯 장기(臟器)는 음(陰)에 속하고, 양(陽)에 속하는 담, 소장, 위, 대장, 방광 그리고 삼초를 일컬어 육부(六腑)라고 하는데, 이렇게 장(臟)과 부(腑)는 음과 양으로서 배합되어 하나의 기능상 상합(相合)을 이룬다. 그리고 간과 담은 오행상 목(木)에 속하고, 심장과 소장은 화(火)에, 비장과 위는 토(土), 폐장과 대장은 금(金), 신장과 방광은 수(水)에 속한다.

 우리 몸속의 숨어 있는 기(氣)를 살리자

이렇듯 각 장부는 음양으로 짝을 이루어서 표리관계에 있으며 기능상 서로 의뢰(依賴)를 하게 되는데, 한 예로 노상간(怒傷肝)이라고 하여 화를 내면 간이 상한다고 한다. 사람의 희로애락(喜怒哀樂) 등 갖가지 감정의 표출이 오장육부와 어떻게 연관되어 있으며 각 장부의 기능은 무엇인지 상세히 알아보기로 하자.

※ 사람의 감정과 오장육부와의 관련표

구분	목(木)	화(火)	토(土)	금(金)	수(水)
감정(情)	분노	기쁨	걱정	슬픔	공포
장(臟)	간장	심장	비장	폐장	신장
부(腑)	담	소장	위	대장	방광

1. 간장(肝臟)과 담(膽)

옛 의서(醫書)에서는 간을 장군지관(將軍之官)이라 하여 간의 기능을 장군(將軍)에 비유하고 있다. 대담하고 용기 있는 사람을 간 큰 사람이라고 하고 소심한 사람을 간이 콩알만한 사람이라고 하듯이 간은 정신활동에 대단히 중요한 역할을 하고 있다. 간장혈(肝藏血)이라 하여 간은 생산된 혈액을 저장, 조절하는데, 만약 간혈허(肝血虛)일 경우는 어지럼증이나 근육의 마비 현상이 나타나기도 하며, 여자의 경우는 월경량이 감소하거나 심하면 폐경이 되기도 한다.

또한 대노(大怒)하여 기가 상승하면 얼굴이나 눈이 붉어지기도 하는데 심하면 풍(風)이 오기도 한다. 분노와 과도한 스트레스는 간을 상하게 하는 제일 큰 요인이라 할 수 있다. 일반적으로 간의 기가 허(虛)하면 두려움이 많고 공포감을 잘 느끼며, 실(實)하면 잘 노(怒)한다.

간과 음양으로 짝을 이루는 담(膽)을 중정지부 결단출언(中正之府 決斷出
焉)이라 하여 정신의식 중에 결단력이 담에서 나온다고 한다. 용감하거나 혹
은 간사한 것은 담에 작용으로 보는 것이다. 그러므로 용감한 사람을 대담(大
膽)한 사람, 즉 담이 큰 사람이라고 일컫는다.

2. 심장(心臟)과 소장(小腸)

심장을 군주지관(君主之官)이라 한다. 심장을 한 나라의 군주에 비유하여
생명활동을 주재하는 중추적 역할을 한다고 하였다. 또한 정신이 이곳에 있
다 하였으니 사람의 정신 의식을 심장이 주관한다. 만약 심기가 허하면 소심
하고 정신력이 약화되며, 심혈(心血)이 부족하면 잠을 잘 이루지를 못하거나
꿈을 많이 꾸거나 건망증이 심하든지 심신불안증이 오게 된다.

심장과 표리관계인 소장은 수성지관화물출언(受盛之官化物出焉), 즉 소장
은 음식물을 분해 소화하여 각 기관으로 보내는 기능을 가지고 있다. 만약 소
장의 기능이 저하되면 속이 더부룩하거나 설사 등이 나타나고, 심장의 열이
전이된 경우는 소변이 붉고 양이 적어지며 변비 등의 증상이 나타난다.

3. 비장(脾臟)과 위(胃)

비장은 위와 표리 관계를 이루어 음식물 소화의 중추적 역할을 담당하고
있는 장부이다. 비장은 음식물이 소화의 과정을 거쳐 얻어진 영양소를 전신
각처로 운송하는 기능을 담당하는데, 이 기능이 제대로 이루어지지 않으면
배가 더부룩하고 영양장애 등이 발생한다. 또한 비생혈(脾生血) 비통혈(脾統

血), 즉 비장은 혈(血)을 생산하고 통섭하는데 만약 비기(脾氣)가 허하면 빈혈 증상이 나타나고 또한 출혈 증상이 나타난다.

위(胃)를 창름지관(倉廩之官)이라 하였는데 이는 각 장부에서 필요한 것이 위에 있으니 위를 창고에 비유하였다. 음식물이 위로 들어가면 하강(下降)하는 것이 원칙인데 만약 위의 기가 하강하지 못하면 음식물이 정체하여 복통, 변비 등의 증세가 나타나며, 오히려 위의 기가 위로 올라가면 구토, 구취 등의 증상이 나타난다. 비장과 위장을 합쳐서 비위(脾胃)라고 하는데 인체의 후천적인 영양은 모두가 비위에서 생성되기 때문에 비위를 가리켜 후천지본(後天之本)이라 했다.

그러므로 비위가 허약하면 다른 장부도 제 기능을 다하지 못하고 질병이 발생하기가 쉽다.

4. 폐장(肺臟)과 대장(大腸)

폐를 상전지관(相傳之官)이라 하는데, 이는 혈행(血行)을 주관하는 심장을 보좌하여 기혈(氣血)을 잘 조정할 수 있도록 군주를 보좌하고 조정하는 재상과 같다는 의미이다. 폐장은 체내의 기와 외부의 기가 서로 교환되는 호흡 기능 전반을 주관한다. 외부로부터 흡입된 기는 몸속에서 생성된 기와 결합을 하여 원기가 되는데, 이는 심장 박동에 원인이 되며 전신에 분포된다.

폐주피모(肺主皮毛) 즉 폐는 몸의 피부와 털을 주관하기 때문에 피부로도 호흡을 하게 되는 것이고, 폐기에 이상이 오면 피부가 건조하거나 피부병, 가려움증 등 각종 피부질환 및 외감병에 걸리게 된다. 또한 폐기통어비(肺氣通於鼻) 즉 폐의 기는 코로 통한다고 한 바 후각 및 코의 작용은 폐에 의존하기 때문에 폐기에 이상이 생기면 코피, 콧물 등에 증상이 온다.

대장은 전도지관(傳導之官)이라 하는데, 이는 소화되고 난 음식물의 찌꺼기를 전달받아서 몸 밖으로 배출한다는 뜻이다. 대장 기능에 이상이 오면 전도기능이 제대로 되지 못하여 변비, 설사 증상이 나타난다. 폐와 대장은 표리 관계로 짝지어져 있기 때문에 폐장에서 이상이 생기면 대장에서 변비나 설사 증상이 나타날 수 있다.

5. 신장(腎臟)과 방광(膀胱)

신(腎)은 강낭콩같이 생겼다고 하여 콩팥이라 하는데 타고난 정(精)을 저장하는 곳이고, 또한 후천적으로 만들어지는 정(精)과 합하여 원기를 이루어 신체 생장 발육과 활동의 원동력을 공급하고 있는 곳이다. 신장을 가리켜 작강지관(作强之官)이라 하는데 이는 생명에 원천인 정(精)을 저장하고 성장, 발육, 생식 활동을 주관하여 강인하게 만든다는 뜻이다. 만약 신양(腎陽)이 허한 경우에는 체내에 열기의 부족으로 인하여 한습증(寒濕症)이 발생하여서 무릎이 시리고 아픔, 소변이 잦음, 부종, 낭습증, 조루증 등이 나타나며 여자의 경우는 자궁 한습증, 불임, 유산에 원인이 되기도 한다.

신음(腎陰) 부족의 경우에는 귀에서 소리남, 건망증, 허리 및 무릎에 힘이 없고 여자는 월경이 감소하거나 폐경이 되기도 한다. 신장의 기운은 귀로 통한다고 했으며, 치아와 머리털도 신에 속해 있다. 때문에 나이를 먹어 노인이 되면 신기(腎氣)가 약해져서 귀도 잘 들리지 않으며, 치아가 손상되고 백발이 나타난다. 신장과 표리 관계인 방광은 신장과 밀접한 관계로서 수분을 저장 관리를 한다. 만약 방광에 기가 허하면 요실금 등 배뇨계통에 이상이 생긴다.

 우리 몸속의 숨어 있는 기(氣)를 살리자

6. 심포(心包), 삼초(三焦), 상화(相火)

심포는 심포락(心包絡)이라고도 하며, 흔히 형은 없고 심장의 기능을 말한다고 하기도 하는데, 옛 의서에 의하면 심포는 심장 외면을 둘러싸고 있는 외막을 말한다. 심포는 기혈이 지나는 통로인 낙맥(絡脈)이 연결되어 있어 심포와 심(心)은 함께 중추신경활동과 관계가 있다. 때문에 병사(病邪)가 심장을 침범하면 심포가 가장 먼저 영향을 받는다. 그러므로 고열로 일어나는 정신 착란, 발광, 헛소리 등을 열입심포(熱入心包, 심포에 열이 들다)라 하였는데 실제로는 심장의 병증이라 볼 수 있다.

삼초는 형(形)은 없고 기능만 있는 육부의 하나이다. 일반적으로 인체 및 장기를 상초, 중초, 하초로 나누는데, 상초, 중초, 하초를 통틀어 삼초라 칭한다. 삼초의 초(焦)자는 열(熱)의 뜻이 포함되어 열에너지를 뜻한다. 이들의 기능은 체내의 장부의 기화(氣化)기능을 종합한 것으로서, 음식물을 소화시켜 영양물질을 화생(化生)하고 수송하며 폐물(幣物)을 배설하는 것이다.

삼초를 가르켜 결득지관(決瀆之官)이라 하는데 이는 도랑에 물이 흐르듯이 체내에 기혈을 잘 순환시킨다는 의미이다. 삼초는 기혈이 잘 순환되고 수화(水火)의 승강(乘降)이 잘 이루어지며 음양에 조화가 잘 되도록 한다. 상초는 심과 폐를 포함한 횡격막 위쪽의 부위를 말하며, 중초는 횡격막 아래로부터 배꼽까지의 부위며 비와 위를 포함한다. 그리고 하초는 배꼽 아래 부위를 말하며 신, 소장, 대장, 간을 포함한다.

상화란 오행으로 심(心)은 화(火)에 해당되는데, 즉 심은 군주지관(君主之官)으로 일국의 왕에 비유하여 군화(君火)라고도 표현한다. 여기에서 상화(相火)란 군화(君火)에 상대되는 개념으로 말한 것이다. 군화와 상화, 즉 임금과 재상이 서로 도와서 장부(臟腑)를 따뜻하게 자양함으로써 기능 활동을 촉진하게 된다는 뜻이다. .

　　다음의 종합 오행귀속표를 보면 인간의 오장육부와 우리 생활의 모든 부분과 밀접히 관련되어 있음을 알 수 있다. 즉 우리 나라의 옛말에 "간이 콩알만 하다", "간 떨어진다", "간덩이가 부었다", "애간장이 다 녹는다", "속이 썩는다", "오장육부가(허파가) 뒤집힌다", "입술이 바싹바싹 탄다", "숨통이 막힌다(터진다)", "심보가 시커멓다(나쁘다)", "마음을 놓아라", "마음부터 씻어라"는 등 신체장부와 현실 생활과의 관계를 들여다 볼 수 있는 재미있는 말들이 많다.

※ 종합 오행 귀속표

구분	목(木)	화(火)	토(土)	금(金)	수(水)
장(臟)	간장(肝臟)	심장(心臟)	비장(脾臟)	폐장(肺臟)	신장(腎臟)
부(腑)	담(膽)	소장(小腸)	위(胃)	대장(大腸)	방광(膀胱)
관(官)	눈(眼)	혀(舌)	입(口)	코(鼻)	귀(耳)
액(液)	눈물(淚)	땀(汗)	군침(涎)	콧물(涕)	침(唾)
색(色)	청(靑)	적(赤)	황(黃)	백(白)	흑(黑)
미(味)	신맛(酸)	쓴맛(苦)	단맛(甘)	매운맛(辛)	짠맛(鹹)
취(臭)	누린내	단내(焦)	구수한내(香)	비린내(腥)	지린내(腐)
정(情)	노(怒)	희(喜)	사(思)	우,비(憂,悲)	공,경(恐,驚)
곡(穀)	보리(麥)	수수	기장(稷)	벼(稻)	콩(豆)
과(果)	오얏(李)	살구(杏)	대추(棗)	복숭아(桃)	밤(栗)
축(畜)	닭,개(鷄,犬)	양(羊)	소(牛)	말(馬)	돼지(豚)
계(季)	봄(春)	여름(夏)	늦여름(長夏)	가을(秋)	겨울(冬)
방(方)	동(東)	남(南)	중앙(中央)	서(西)	북(北)
기(氣)	온(溫)	서(暑)	습(濕)	조(燥)	한(寒)

경락(經絡)과 경혈(經穴) 3

기공에서 경락이나 경혈을 이용하는 방법으로는 직접 손으로 경혈을 자극해서 효과를 얻는 방법이 있고, 또 한 방법은 마음의 작용을 통해서 효과를 얻는 방법이 있다. 어느 정도 기수련을 하다 보면 기의 운행을 감지할 수 있게되는데, 이는 기를 마음으로 경락을 통해서 운행시키는 것이다.

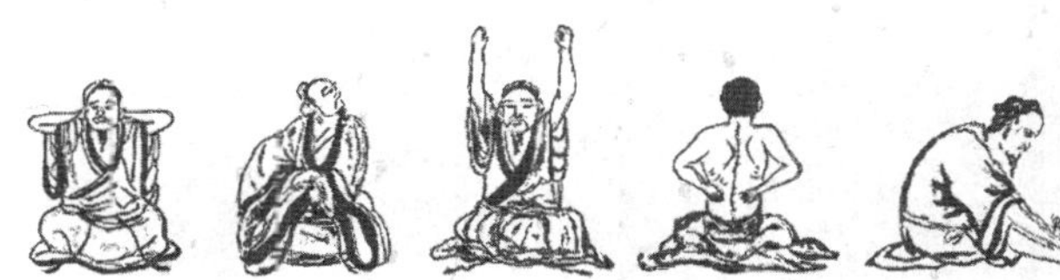

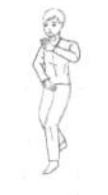

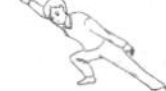

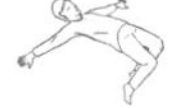

1. 경락(經絡)

동양의학에서는 경락(經絡)이라는 기(氣)의 통로를 이용하여 침을 놓기도 하고 뜸을 뜨기도 하고 기타 자극을 주어 질병의 치료를 하는데, 경락과 경혈을 이용하면 질병의 예방은 물론 치료에도 많이 응용할 수가 있다. 기공에서 경락이나 경혈을 이용하는 방법으로는 직접 손으로 경혈을 자극해서 효과를 얻는 방법이 있고, 또 한 방법은 마음의 작용을 통해서 효과를 얻는 방법이 있다. 어느 정도 기수련을 하다 보면 기의 운행을 감지할 수 있게 되는데, 이는 기를 마음으로 경락을 통해서 운행시키는 것이다.

우리 몸에 흐르고 있는 경락과 그 경맥에 속한 경혈을 알면 몸에 축기된 기를 돌려서 운용할 수가 있다. 둘론 경락에 기를 돌리는 것은 어느 정도 수련이 되어 단전에 축기가 이루어진 후에 하여야 하며 성급하게 하여서는 안 된다.

잘못하면 기가 상충(上衝)하여 부작용이 생기는 수가 있기 때문이다.

경락이란 기혈(氣血)이 운행되며 전신 각처를 연락하는 통로를 말한다. 경락은 기혈을 유통시키는 작용을 함으로서 오장육부와 모두 연계되어 생리적 기능을 수행하고 있다. 인체의 병이 발생되면 해당 계통에 증후가 나타난다. 경락은 경맥(經脈)과 낙맥(絡脈)으로 이루어져 있는데, 경맥(經脈)이란 인체에 세로로 즉 상하로 연결된 큰 흐름이며, 낙맥(絡脈)이란 인체에 가로로 즉 좌우로 연결된 작은 흐름이다. 이처럼 경락은 오장육부, 오관, 사지관절, 피부, 근육, 혈액, 골격 등 모든 곳으로 연결되는 기혈 순환의 통로이다. 이렇게 우리 몸은 경락으로 모두 연결되어 있기 때문에 몸 안에 일어난 변화가 해당 계통의 경락을 통해서 그 증후가 외부로 나타나게 된다.

예를 들어 아랫배 소장에 병이 났는데 귀 근처에 열감을 느낄 수 있는 것은 소장경이라는 경맥이 귀 근처로 연결이 되어 있기 때문이다. 이처럼 병이 내장에 있어도 반드시 경락으로 반응이 오게 되며, 경락에 병이 있으면 그 소속 경락을 주관하는 장부에 병이 발생하게 된다. 또한 경락은 전도(傳導)작용이 있기 때문에 내장의 병이 경락을 따라 체표(體表)에 나타나고, 경락은 체표의 자극을 받으면 그 자극을 체내(體內)의 관련이 있는 장부로 전달을 하는 것이다. 예를 들어 대장에 병이 발생했으면 엄지와 검지 사이에 있는 합곡(合谷)혈에 반응이 나타나는데 합곡혈에 침을 놓아 대장의 기능을 조절하는 것은 합곡혈과 대장이 서로 연결되어 있기 때문이다.

2. 경혈(經穴)

보통 혈(穴)이라고 부르는 경혈은 기가 많이 모이고 드나드는 곳이다. 경락과 경혈을 비교하여 예를 든다면 경락은 기가 다니는 도로요, 경혈은 정거장이라 할 수 있다. 그러니까 경혈은 다른 곳보다 기가 더 많이 드나들고 모이는 곳이다. 서울에서 부산까지의 경락이란 도로가 있다면 대전, 대구 같은 비교적 큰 정거장도 있고 그보다 작은 정거장도 있는데, 경혈 중에서도 중요하게 자주 쓰는 경혈도 있고 자주 사용치 않는 작은 경혈도 있다.

그런데 경락과 경혈은 혈관이나 신경과 같이 해부를 하거나 X-레이를 찍는다고 볼 수 있는 것은 아니다. 아직까지 경혈의 존재를 해부학적으로는 확인이 되고 있지 않고 있지만 한의학에서는 수천년 이래 이 경혈을 사용해서 치료를 해 오고 있다. 경락은 살아 있는 사람에게만 존재한다고 하는데, 기공 수련을 통해서 어느 단계에 이르면 경락을 타고 기가 흐르고 있는 것을 느낄 수 있다.

인체에는 365개의 경혈이 있다. 옛 의서에 보면 361개의 혈로 되어 있는데 현대에 와서 4개를 더해서 365개 혈이 되었다. 그밖에도 경외기혈(經外奇穴) 또는 신혈(新穴)이라 하여 상당수가 더 존재하고 있는데, 이는 원래에 있는 경혈 이외에 경험상 효과가 있어서 새로 정한 혈을 말한다.

Ⅱ 십이정경(十二正經)과 기경팔맥(奇經八脈)

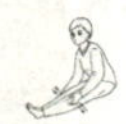

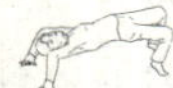

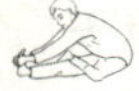

경락은 경맥과 낙맥으로 이루어져 있지만 실제로 임상에서 중요한 것은 경맥이다. 경맥은 몸의 왼쪽과 오른쪽에 각각 12개씩, 즉 음경과 양경이 12쌍 있는데 이것을 12정경(正經)이라고 한다. 12정경은 안으로는 오장 육부에 속하고 오관(五官) 등과 연결하여 경맥과 순행 통로를 구성하고 있다. 그리고 기경팔맥(奇經八脈)이란 8개의 경맥이 있는데 이는 12정경과 같이 쌍으로 있는 것이 아니고 단독으로 있다.

1. 경맥의 명칭에 대하여

12정경 중 수삼음(手三陰)과 족삼음(足三陰) 6개의 경맥은 인체 내측에 분포되어 있고, 수삼양(手三陽)과 족삼양(足三陽) 6개의 경맥은 인체 외측에 분포되어 있다. 순행 순서는 수태음폐경(手太陰肺經)에서 시작하여 아래 순서대로 계속 순행한다.

<table>
<tr><td>수태음폐경
(手太陰肺經)</td><td>→</td><td>수양명대장경
(水陽明大腸經)</td><td>→</td><td>족양명위경
(足陽明胃經)</td><td>→</td><td>족태음비경
(足太陰脾胃經)</td></tr>
<tr><td></td><td></td><td></td><td></td><td></td><td></td><td>↓</td></tr>
<tr><td>족소음신경
(足少陰腎經)</td><td>←</td><td>족태양방광경
(足太陽膀胱經)</td><td>←</td><td>수태양소장경
(水太陽小腸經)</td><td>←</td><td>수소음심경
(手少陰心經)</td></tr>
<tr><td>↓</td><td></td><td></td><td></td><td></td><td></td><td></td></tr>
<tr><td>수궐음심포경
(手厥陰心包經)</td><td>→</td><td>수소양삼초경
(手少陽三焦經)</td><td>→</td><td>족소양담경
(足少陽膽經)</td><td>→</td><td>족궐음간경
(足厥陰肝經)</td></tr>
</table>

2. 십이정경(十二正經)

12경맥의 이름은 음양과 장부 그리고 수족(手足)의 3개 부분을 결합하여서 만들어졌다. 음을 음기가 왕성하다는 태음(太陰), 처음 발생되어 허약하다는 소음(少陰), 소멸되어 간다는 뜻의 궐음(厥陰)으로 나누고, 또 양은 양기가 왕성하다는 태양(太陽), 극도로 왕성해져 양기의 마지막 단계인 양명(陽明), 처음 발생해서 허약하다는 뜻의 소양(少陽)으로 다시 나누었다.

그리고 5장은 음에 속하고 6부는 양에 속하며, 내측은 음에 속하고 외측은 양에 속하기 때문에 각 경(經)에 소속된 장부와 사지의 부위와 결부하여 명칭을 정한 것이다. 수족을 음부분과 양부분으로 구분하고 다시 음부분의 앞쪽은 태음, 뒤쪽은 소음, 가운데는 궐음이 되고, 또한 수족의 양부분의 앞쪽은 양명, 뒤쪽은 태양, 가운데는 소양이 된다.

부(腑)에 속해서 사지 외측으로 간 것은 양경(陽經)이 되고 장(臟)에 속해서 사지 내측으로 간 것은 음경(陰經)이 되며, 손으로 간 것은 수경(手經)이고 발로 간 것은 족경(足經)이 된다. 그리하여 수태음폐경, 수양명대장경 등의 이름이 된 것이다. 즉 수태음폐경이란 '폐의 기가 손의 태음구간(손의 내측 앞쪽)을 다니는 길' 이라는 뜻이다.

1) 수태음폐경(手太陰肺經)

(1) 순행순서

수태음폐경의 순행하는 경로는 체내에서는 폐에 속(屬)하고 대장과 연결된다.

① 몸통의 가운데 부분인 위부(胃部)에서 시작하여

② 음양 관계인 배꼽 아래 대장으로 내려가 대장과 연결하고

③ 다시 위로 올라와 횡경막을 통과하고 양쪽 폐로 들어갔다가

④ 기관, 후두 및 모든 폐계를 돌아 어깨 앞부분을 지나 팔의 안쪽으로 내려와

⑤ 손목을 지나 엄지손가락 안쪽 끝에서 끝난다.

⑥ 폐경맥의 한 줄기는 손목 윗부분 열결혈에서 갈라져서 검지손가락 바깥 끝까지 내려가서 대장경이 시작하는 삼양혈로 이어진다.

(2) 수태음폐경의 병 증후

이곳에 병이 있으면 주로 해소, 천식 및 목이 마르고 숨이 차며 가슴이 답답하고 어깨와 상박의 안쪽 앞이 아프며 손바닥이 뜨겁다. 또한 어깨와 잔등이 아프고 땀이 흐르고 소변이 잦고 때로는 대변도 일정치 않다. 그리고 이 경맥의 순행로에 국부적인 증상이 나타난다.

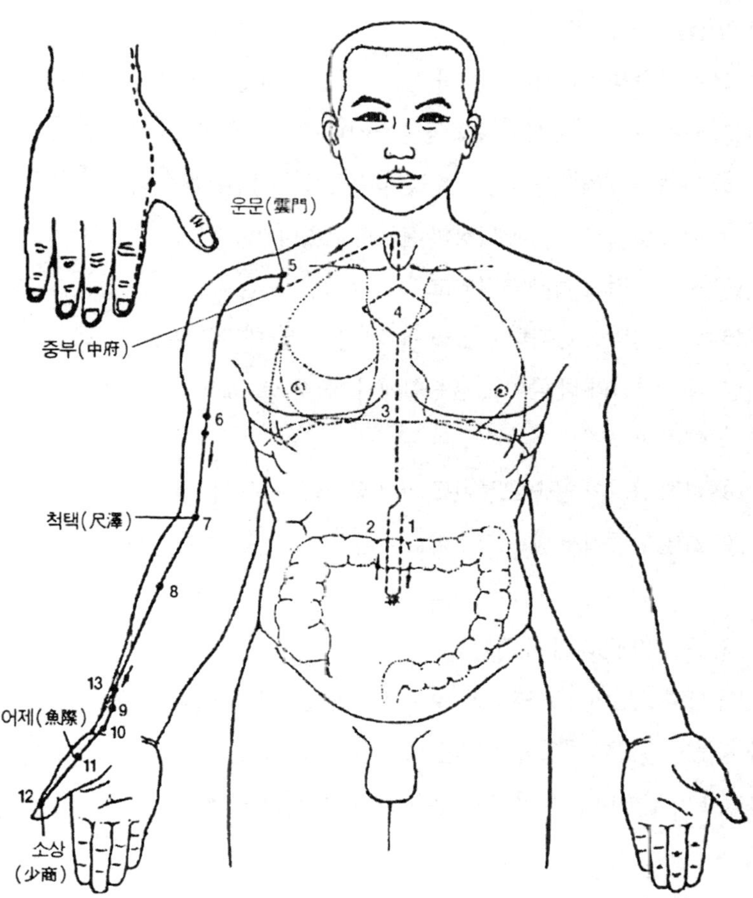

폐경맥도(肺經脈圖)

2) 수양명대장경(水陽明大腸經)

(1) 순행순서

수양명대장경의 순행하는 경로는 체내에서는 대장에 속하고 폐와 연결되며 위(胃)와도 연계된다.

① 검지손가락 끝에서 시작하여 손가락을 따라 올라와서

② 엄지와 검지 뼈 사이의 합곡혈을 지나 팔의 바깥쪽으로 올라간다.

③ 어깨까지 올라가서 등뒤로 돌아서 독맥의 대추혈과 만나고

④ 다시 앞으로 넘어와 위경의 결분혈로 왔다가

⑤ 다시 내려와 폐와 연결되고

⑥ 또 횡경막을 통과하여 본래 이 경맥이 속한 대장으로 들어간다.

⑦ 대장경맥의 한 줄기는 결분혈에서 목 옆으로 올라가 아래 잇몸으로 들어간 후

⑧ 다시 돌아와 입술 모퉁이를 끼고 위경의 지창혈을 만난 후

⑨ 코밑 인중에서 좌우측이 서로 교차하여 콧방울 옆의 영향혈로 간다.

(2) 수양명대장경의 병 증후:

이 경맥에 병이 있으면 주로 설사, 인후염증, 치통, 코막힘, 등이 나타나며 목이 붓고 입안이 마르고 한기를 느껴 온몸이 떨리는 등의 증상이 나타난다. 그리고 이 경맥의 순행 부위에 국부적인 증상이 나타난다.

 우리몸 속의숨어 있는기(氣)를 살리자

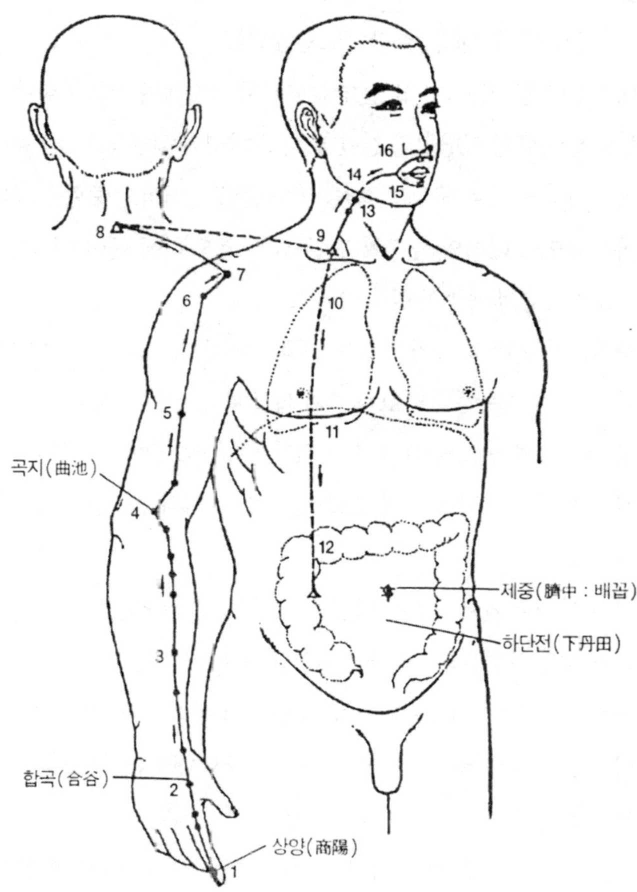

다장경맥도(大腸經脈圖)

3) 족양명위경(足陽明胃經)

(1) 순행순서

족양명위경의 순행하는 경로는 체내에서는 위(胃)에 속하고 비(脾)에 연결되며, 아울러서 심, 대장, 소장에도 연계된다.

① 대장경이 끝나는 콧방울 옆 영향혈에서 시작하여 위쪽으로 올라가

② 눈의 안쪽에서 정명혈과 만난 후 다시 내려와 윗잇몸으로 들어간다.

③ 거기서 다시 돌아 구각(口角)을 끼고 돌아 독맥의 인중혈을 만나고

④ 아래턱으로 내려와 승장혈과 만난다. 그후 다시 돌아 귀 앞을 지나서 족소양담경의 객주인 혈을 만나고

⑤ 올라가 앞머리 정 중앙에 있는 독맥의 신정혈과 만나고. 아래턱에서

⑥ 다른 한 가지는 목을 타고 내려와 쇄골 위에서 두 가지로 갈라지는데,

⑦ 한 가지는 속으로 들어가 목의 제7경추 바로 밑에 대추혈과 만나고 다시 앞으로 횡경막을 통과 위로 들어간 후 위와 음양 관계인 비와 연결된다.

⑧ 한편 쇄골 위에서 갈라진 다른 한 가지는 젖가슴 옆을 지나 배꼽 2치 거리가 되는 양옆을 따라 내려와서 사타구니에 이른다.

⑨ 또 다른 한 가지가 위(胃)의 밑 부분에서 시작하여 사타구니로 내려와서 쇄골에서 내려온 가지와 만나서 다리로 내려간 경맥은 발등을 지나 둘째 발가락 바깥쪽 여태혈까지 간다.

⑩ 무릎 아래에서 또 한 가지가 생겨서 발등을 거쳐 세 번째 발가락 바깥쪽에서 끝나고,

⑪ 동시에 발등에서 한 가지가 갈라져서 엄지발가락 안쪽 끝에 비경의 시작 혈인 은백혈과 연결된다.

 우리몸 속의 숨어 있는 기(氣)를 살리자

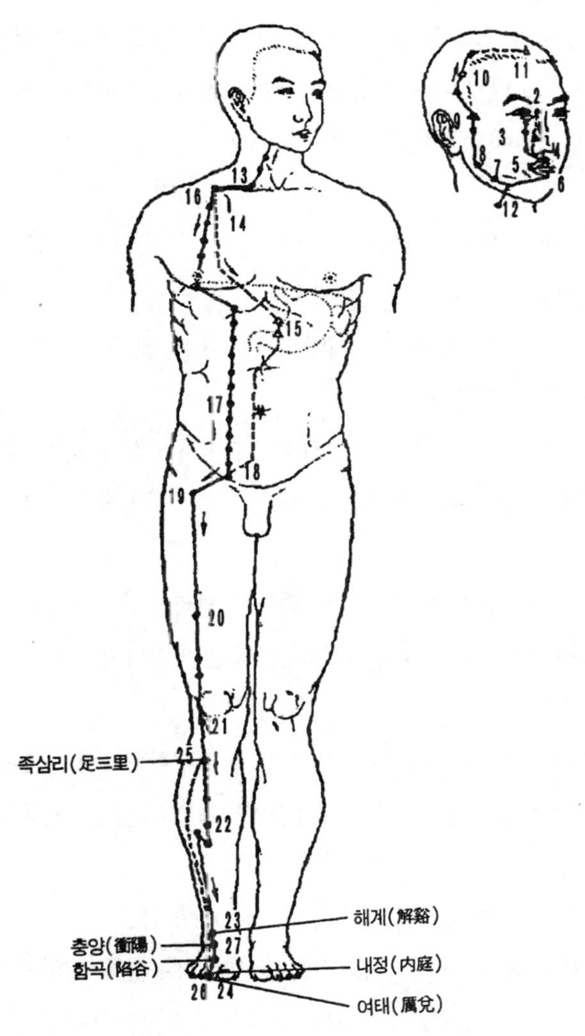

위경맥도(胃經脈圖)

(2) 족양명위경의 병 증후

이 경맥에 병이 있으면 주로 위장염, 위통, 인후염증, 정신이상이 나타나며, 열병발광 및 입과 눈이 삐뚤어지고 입술이 부르트며 목이 붓고 한기를 느끼며 배에서 소리가 나고 배에 물이 차는 등의 증상이 나타난다. 그리고 이 경맥의 순행 부위에 국부적인 증상이 나타난다.

4) 족태음비경(足太陰脾經)

(1) 순행순서

족태음비경의 순행 경로는 체내에서는 비(脾)에 속하고 위(胃)와 연결되며, 심과 폐와도 연계된다.

① 비경은 엄지발가락 안쪽 끝의 은백혈에서 시작하여 발 안쪽을 가다가

② 안쪽 복사뼈 앞을 지나 위로 올라 다리를 따라 계속 올라 복부(腹部)로 들어간다.

③ 복부에서 임맥의 중극, 관원, 하완 등 혈과 만난다.

④ 그리고 다시 위로 올라 담경의 일월 혈과 만나고, 간경의 기문혈과 만난후

⑤ 횡경막을 통과하여 식도 양옆으로 올라가 혀뿌리에 이른다.

⑥ 위에서 다른 한 가지가 나와서 횡경막을 통과 심장과 연결된다.

(2) 족태음비경의 병 증후

이 경맥에 병이 있으면 위통 구토, 대장염, 복부팽창, 트림을 많이 하고 소변불동 및 황달이 생기고 몸이 무겁고 행동이 불편하며 반듯이 눕지를 못하고 혀에 통증이 오거나 혀뿌리가 경직되는 등의 증상이 나타난다. 그리고 이 경맥의 순행 부위에 국부적인 증상이 나타난다.

 우리몸 속의숨어 있는기(氣)를 살리자

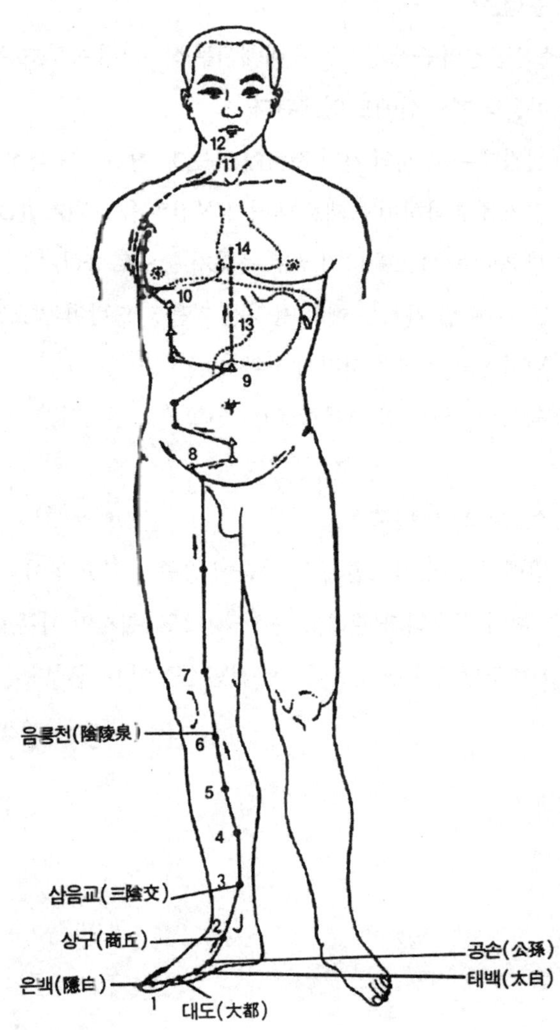

비경맥도(脾經脈圖)

5) 수소음심경(手少陰心經)

(1) 순행순서

수소음심경의 순행경로는 체내에서는 심(心)에 속하고 소장(小腸)과 연결되며, 아울러 폐와 신에도 연계된다.

① 심경맥은 세 개의 가지로 되어 있는데, 한가지는 심장에서 시작하여 횡경막을 통과하여 아래로 내려가 심장과 음양 관계인 소장과 연결된다.

② 한 가지는 식도를 따라 위로 올라가 눈으로 올라가고,

③ 또 다른 한 가지는 폐로 올라간 다음 겨드랑이 밑으로 비슷듬이 빠져 나와 팔의 안쪽을 따라 내려와서

④ 새끼손가락의 안쪽 끝 소충(少衝)혈에서 끝난다.

(2) 수소음심경의 병 증후

이 경맥에 병이 있으면 주로 가슴에 통증이 있고 목이 마르며, 눈이 누런 빛깔을 띠며 옆구리가 결리고 손바닥이 뜨거워지며 아픈 증상이 나타난다. 그리고 이 경맥의 순행 부위에 국부적인 증상이 나타난다.

 우리몸 속의 숨어 있는 기(氣)를 살리자

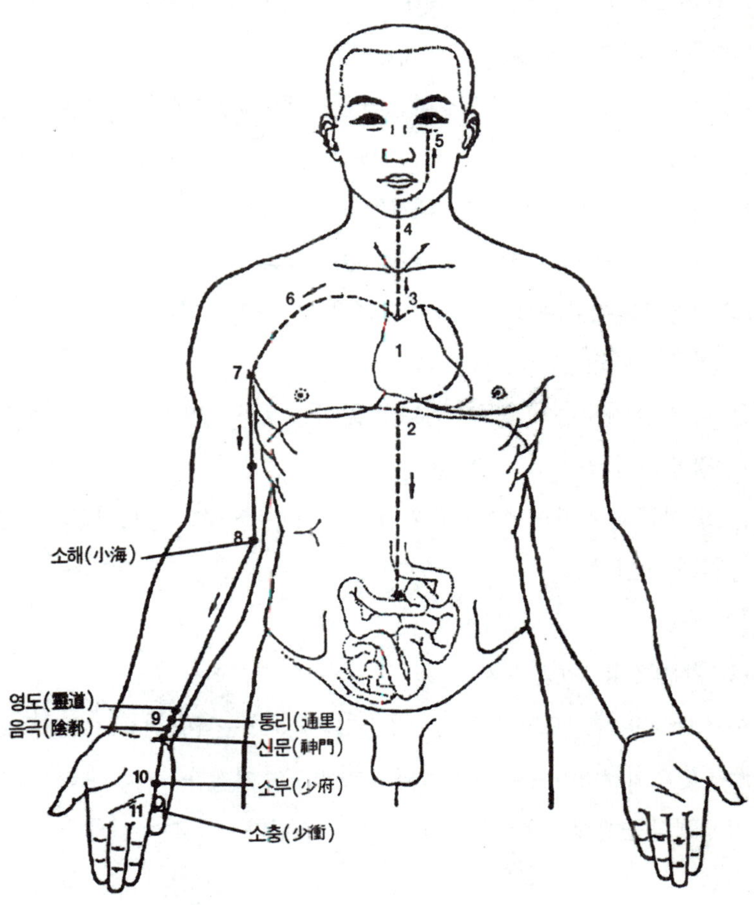

심경맥도(心經脈圖)

6) 수태양소장경(手太陽小腸經)

(1) 순행순서

수태양소장경의 순행경로는 체내에서는 소장(小腸)에 속하고 심장에 연결된다. 아울러 위(胃)와도 직접 연계된다.

① 소장 경맥은 새끼손가락의 바깥쪽 끝 소택(少澤)혈에서 시작하여 팔을 따라 올라와서

② 어깨 뒷면 방광경의 부분, 대저혈을 만나고 또 독맥의 대추혈과 만난 다음 쇄골을 지나 어깨 앞으로 넘어와 심장과 연결되고

③ 횡경막을 지나 위에 도달하고, 그후 상완, 중완을 만나고 이 경맥이 속한 소장과 연결된다.

④ 다른 한 가지는 쇄골에서 위로 목을 타고 올라가 뺨을 지나 눈의 외측각을 거쳐 귓속으로 들어간다.

⑤ 또 다른 한 가지는 뺨에서 나와서 눈의 내측각으로 가서 방광경의 정명혈을 만난다.

(2) 수태양소장경의 병 증후

이 경맥에 병이 있으면 주로 귀울림(耳鳴)이 있고 눈이 누런색으로 변하고 얼굴이 붓고 아래턱이 부어 목을 돌릴 수가 없으며 어깨가 몹시 아프다. 그리고 이 경맥의 순행 부위에 국부적인 증상이 나타난다.

 우리몸 속의숨어 있는 기(氣)를 살리자

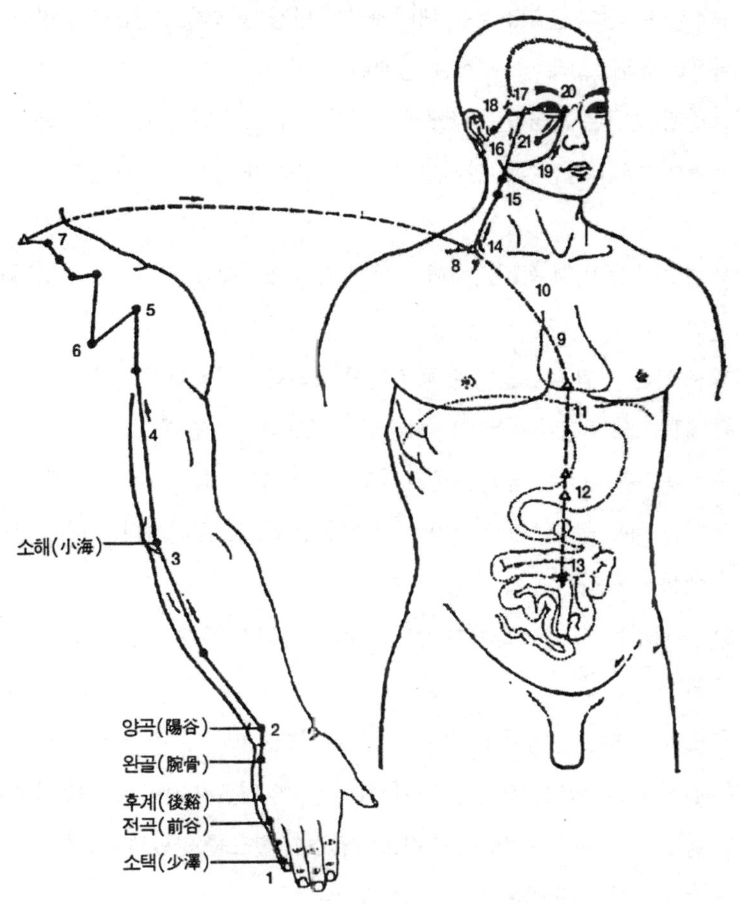

소장경맥도(小腸經脈圖)

7) 족태양방광경(足太陽膀胱經)

(1) 순행순서

족태양방광경의 순행경로는 체내에서는 방광에 속하고 신(腎)에 연결된다. 아울러서 뇌(腦)와 심(心)에도 연계된다.

① 방광 경맥은 눈의 안쪽각에서 시작하여 위로 올라가 이마에서 분포되며, 독맥의 신정혈과 만나고, 더 위로 올라가 독맥의 백회혈과도 만난다.

② 한 가지는 머리 꼭대기에서 나와서 귀의 윗부분에 있는 족소양담경과 연결되고

③ 또 다른 한 가지는 곧바로 뇌로 들어가 독맥의 뇌호혈과 만난 다음

④ 뒷목으로 내려가서 독맥의 대추혈과 도도혈을 만난다.

⑤ 뒷목까지 내려온 경맥은 둘로 갈라져서 아래로 내려가는데, 안쪽의 가지는 척추 양옆 1.5치 거리로 척추와 평행으로 내려가다가 허리 부근에서 또 갈라진다.

⑥ 한 가지는 속으로 들어가 신과 연락하고 다시 본래 속한 방광과 연결된다.

⑦ 또 한 가지는 엉덩이를 지나 오금으로 들어간다.

⑧ 뒷목에서 갈라진 또 다른 한 가지는 척추 양옆 3치 거리로 안쪽 가지와 평행하게 내려와 엉덩이의 족소양담경의 환도를 만난 후 허벅지를 지나 오금까지 내려와 안쪽 가지와 합쳐진다.

⑨ 합쳐진 경맥은 종아리를 지나 바깥쪽 복사뼈 뒤를 지나 새끼발가락 바깥쪽 끝의 지음혈에 이른다.

(2) 족태양방광경의 병 증후

이 경맥에 병이 있으면 두통이 나면서 눈이 빠져 나오는 것 같고 목이 뻣뻣

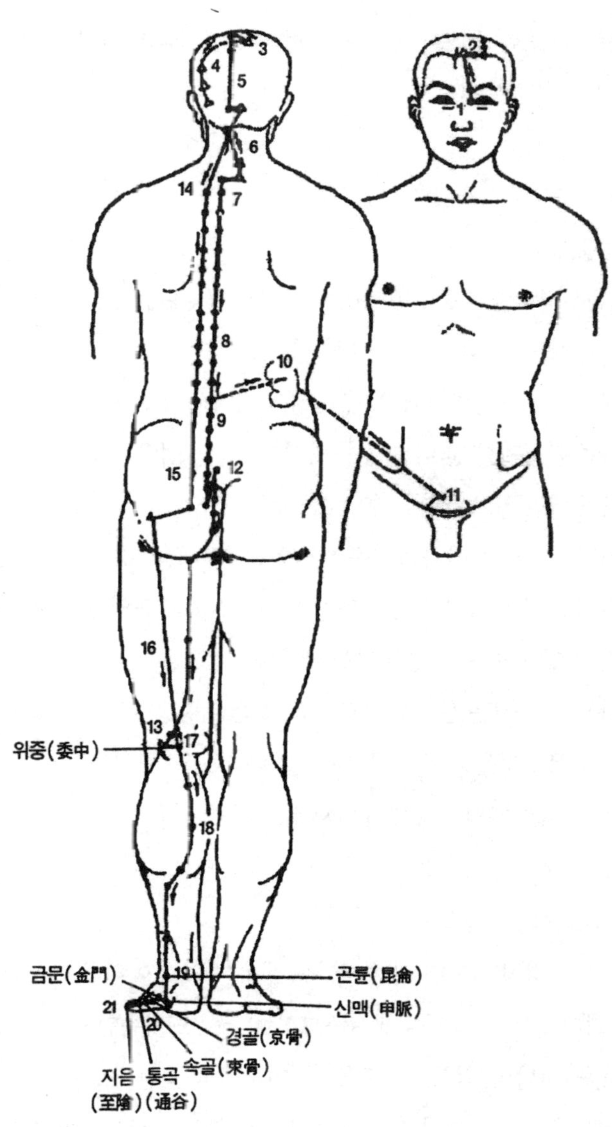

방광경맥도(膀胱經脈圖)

해지며 등골뼈와 허리도 아프며 고관절 및 슬관절을 굽힐 수가 없으며 장단지도 아프다. 또한 소변이 잦고 치질 등의 증상이 나타난다. 그리고 이 경맥의 순행 부분에 국부적인 증상이 나타난다.

8) 족소음신경(足少陰腎經)

(1) 순행순서

족소음신경의 순행경로는 체내에서는 신(腎)에 속하고, 방광과 연결된다. 아울러 간, 폐, 심 등과도 연계된다.

① 신경맥은 새끼발가락 밑 부분에서 시작하여 발바닥의 용천혈을 거쳐 안쪽 복사뼈를 한 바퀴 돌아 족태음비경인 삼음교에서 만나고 다리 안쪽을 따라 위로 올라간다.

② 허벅지 안쪽을 따라 올라온 경맥은 꼬리뼈 끝의 장강혈과 만난다.

③ 그리고 이 경맥이 속한 장부인 신과 연결되고 음양 관계인 방광과 연결된 후 임맥의 관원, 중극혈을 만난다.

④ 다른 한 가지는 신에서 위로 올라가 간과 횡경막을 통과해 폐로 들어간 다음 목구멍을 거쳐 혀뿌리까지 간다.

⑤ 또 다른 한 가지는 폐에서 나와 심과 연결된다.

(2) 족소음신경의 병 증후

이 경맥에 병이 있으면 배가 고파도 식욕이 없고 여위며 얼굴이 검어지고 정신이 희미해지며, 눕기를 좋아하고 발바닥이 뜨거우면서 아프다. 또한 천식, 두려움, 답답함, 복통, 설사, 황달, 인후병 및 입안에 열이 나고 혀가 마르는 증상이 나타난다. 그리고 이 경맥의 순행 부분에 국부적인 증상이 나타난다.

 우리몸 속의 숨어 있는 기(氣)를 살리자

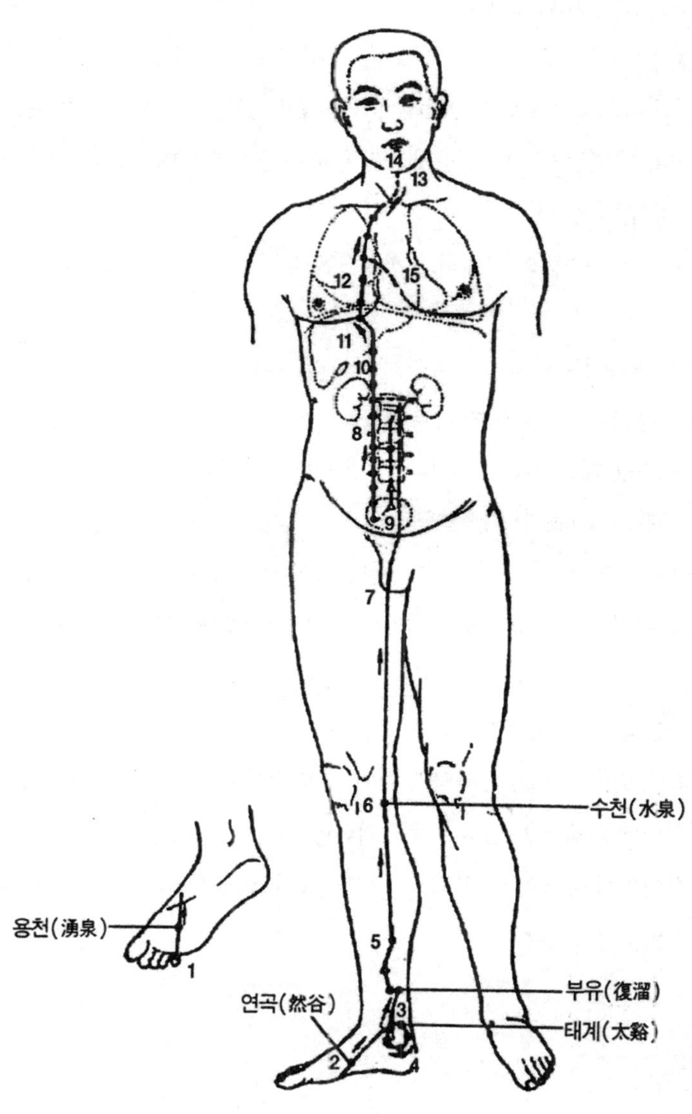

신경맥도(腎經脈圖)

9) 수궐음심포경(手厥陰心包經)

(1) 순행순서

수궐음심포경의 순행경로는 체내에서는 심포(心包)에 속하고 삼초(三焦)에 연결된다. 심포는 마음이나 감정의 작용과 관련이 많으며, 심장과 기능적으로 비슷하다.

① 심포경은 가슴속의 심에서 횡경막을 통과해서 상, 중, 하 삼초와 연결된다.

② 다른 한 가지는 가슴을 가로질러 옆구리 갈비뼈 부근에서

③ 위로 올라가 겨드랑이에 이르고

④ 팔 안쪽을 따라 아래로 내려와 손바닥을 통과하여 가운뎃손가락 안쪽 끝 중충(中衝)혈에서 끝난다.

⑤ 또 다른 한 가지는 가운뎃손가락의 노궁(勞宮)혈에서 갈라져서 네 번째 손가락 바깥쪽 끝으로 가서 삼초경의 관충(關衝)혈과 연결된다.

(2) 수궐음심포경의 병 증후

이 경맥에 병이 있으면 손바닥에 열이 나며 팔이 저리고 당기며 겨드랑이도 붓고 심하면 가슴이 답답하고 두근거리며 얼굴이 누렇고 눈이 충혈 되기도 하고 정신이상 증상이 나타나기도 한다. 그리고 이 경맥의 순행부위에 국부적인 증상이 나타난다.

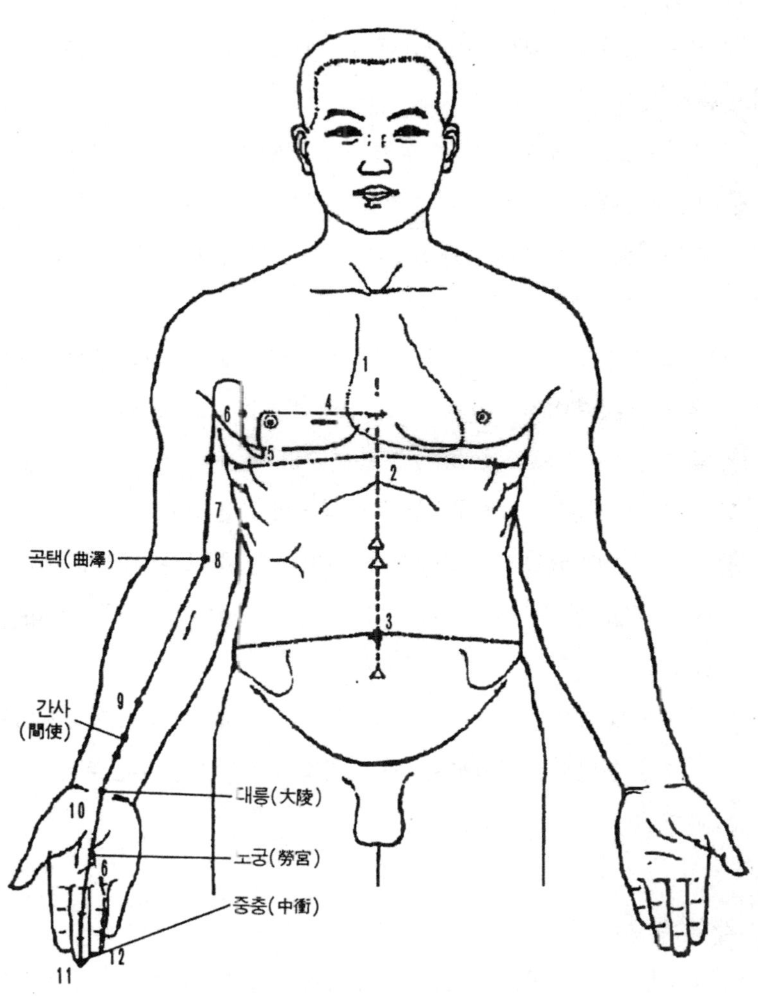

심포경맥도(心包經脈圖)

10) 수소양삼초경(手少陽三焦經)

(1) 순행순서

수소양삼초경의 순행경로는 체내에서는 삼초(三焦)에 속하고 심포(心包)와 연결된다.

삼초란 가슴, 윗배, 아랫배, 즉 상초, 중초, 하초를 말하는데, 구체적인 장기를 지칭하는 것이 아니고 장기의 기능을 말함이다. 그러니까 상초는 심과 폐, 중초는 비와 위, 하초는 간과 신 그리고 소장, 대장의 기능을 말하는 것이다.

① 삼초경맥은 네 번째 손가락 바깥쪽 끝 관충혈에서 시작하여 손등을 거쳐 팔을 따라 어깨 부위로 가 족소양담경의 견정(肩井)혈을 만나고

② 쇄골 밑 가슴속으로 들어가 심포와 연결되며

③ 이것이 다시 횡경막을 지나 상 중 하 삼초와 연결된다.

④ 가슴 가운데 있는 단중혈에서 한 가지가 뻗어 나와 쇄골 위로 나와서 등 뒤로 돌아 독맥의 대추혈을 만나고 목덜미와 귀 뒤로 돌아 분포된다.

⑤ 귀 뒤에서 또 다른 한 가지가 갈라지는데, 이 가지는 귓속으로 진입하여 다시 전면으로 나와서 수태양소장경의 청궁을 만나고 족소양담경과 만난다.

(2) 수소양삼초경의 병 증후

이 경맥에 병이 있으면 주로 귓병, 인후병이 생기고 눈이 아프며 얼굴이 붓고 땀이 나는 등의 증상이 생긴다. 그리고 이 경맥의 순행 부위에 국부적인 증상이 나타난다.

 우리몸 속의 숨어 있는 기(氣)를 살리자

16
19
15
18
20
17
14
13
12
9
8
7
10
6
11
5
4
지구(支溝)
외관(外關)
양지(陽池)
3
중저(中渚)
2
액문(液門)
관충(關衝)
1

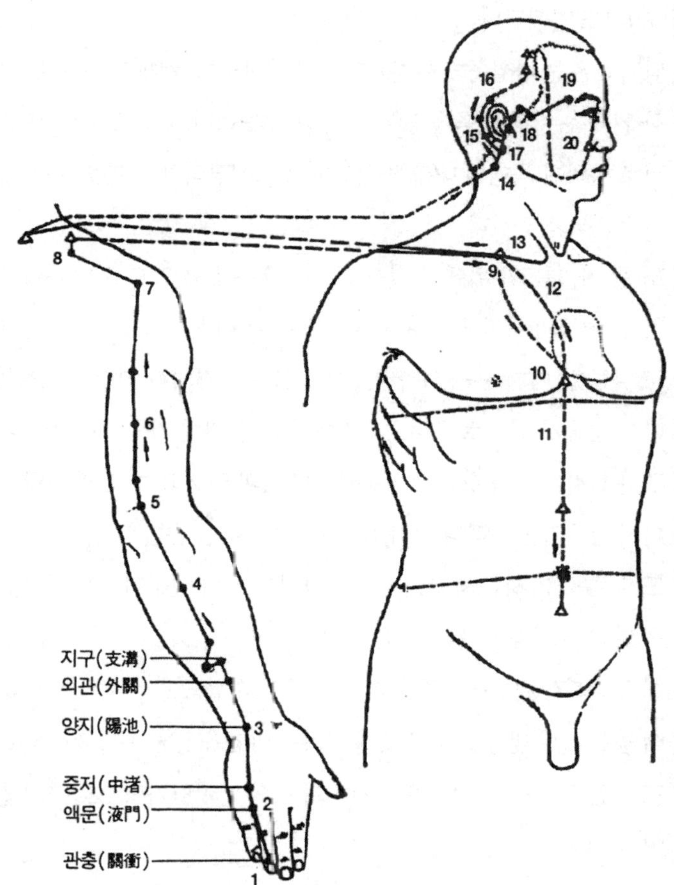

삼초경맥도(三焦經脈圖)

11) 족소양담경(足少陽膽經)

(1) 순행순서

족소양담경의 순행경로는 체내에서는 담(膽)에 속하고 간(肝)과 연결되며, 심(心)과도 연계된다.

① 담경맥은 눈 바깥쪽의 동자료혈에서 시작하여 두 개의 가지로 나뉜다.

② 한 가지는 머리 옆쪽을 앞뒤로 왔다갔다 하다가 어깨 위에 도달한 후 뒤로 향하여 독맥의 대추혈을 만나고 소장경의 병풍혈을 지나 쇄골 위로 올라와 진입한다.

③ 또 한 가지는 귀 뒤에서 귓속으로 들어가서 귀 앞으로 나와 소장경의 청궁, 위경의 하관을 지나 눈 외측각에 이른다.

④ 또 다른 한 가지는 눈 외측각에서 갈라져 위경의 대영혈로 내려왔다가 다시 눈동자 밑으로 온다. 다시 뺨과 목을 거쳐 가슴으로 내려와 심포경의 천지를 지나 횡경막을 통과하여 담과 연결되며, 간과 연락된다.

⑤ 다시 옆구리를 따라 내려와 음모(陰毛) 주위를 돈다.

⑥ 또 다른 한 가지는 쇄골에서 겨드랑이를 거쳐 옆구리에서 간경의 장문을 만난 후 아래로 내려온다.

⑦ 계속 대퇴(大腿) 바깥쪽을 따라 무릎의 바깥쪽으로 지나서 바깥 복사뼈 앞을 지나 발등을 따라 넷째 발가락 바깥쪽 끝 규음혈에서 끝난다.

⑧ 또 다른 한 가지는 발등에서 갈라져 나와 엄지발가락으로 가서 간경과 연결된다.

(2) 족소양담경의 병 증후

이 경맥에 병이 있으면 입 안이 쓰고 한숨을 자주하며 가슴과 옆구리가 아프고, 심하면 얼굴빛이 변하고 발바닥에 열이 난다. 주로 학질, 두통, 오한, 흉부에 통증이 있어서 몸을 돌리기가 힘들고 땀이 난다. 또한 턱과 눈이 아프

5
21
14
22
15
23
16
24
17
25
18
20
19
26
27
28 양릉천(陽陵泉)
29
양교(陽交)
구허(丘墟)
임읍(臨泣)
협계(俠谿)
규음(竅陰)
30
32
31
9
4

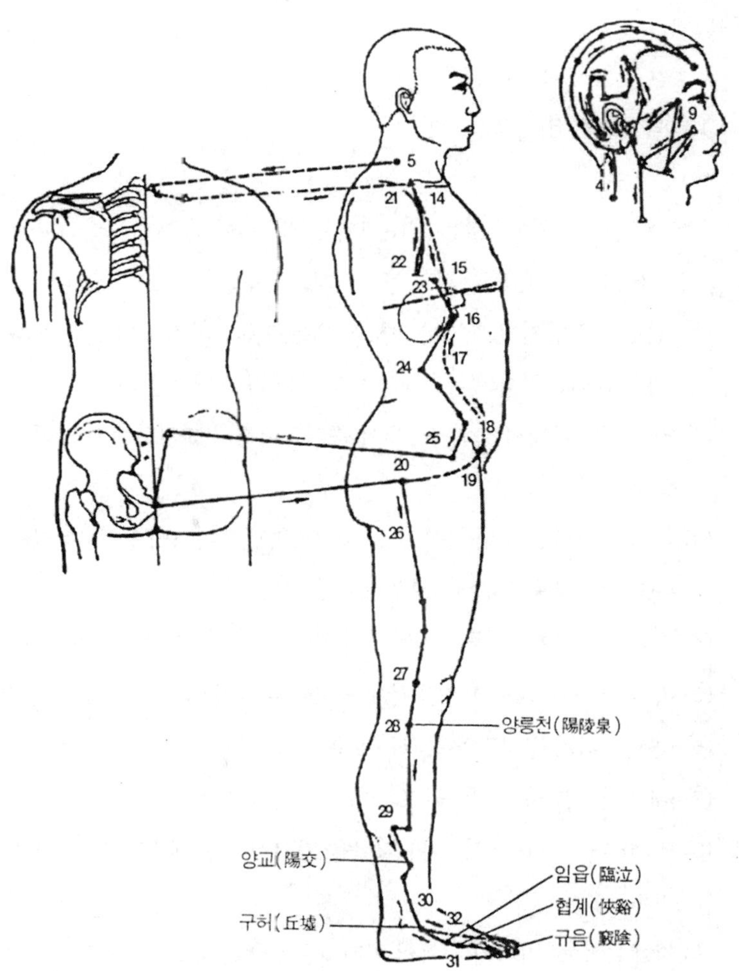

담경맥도(膽經脈圖)

고 쇄골과 겨드랑이가 붓고 아프며, 갑상선이 부어오르고 임파결핵에 걸리
는 등에 증상이 나타난다. 그리고 이 경맥의 순행부위에 국부적인 증상이 나
타난다.

12) 족궐음간경(足厥陰肝經)

(1) 순행순서

족궐음간경의 순행경로는 체내에서는 간(肝)에 속하고 담(膽)과 연결된
다. 아울러 폐, 위, 신, 뇌 등과도 연계된다.

① 간경맥은 엄지발가락 바깥쪽 끝 태돈혈에서 시작하여 발등을 따라 올
   라와 족태음비경의 삼음교혈을 만나고 다시 위로 올라

② 안쪽 복사뼈에서 8치 지점에서 족태음비경과 교차하여 비경의 뒤쪽으
   로 올라간다.

③ 허벅지 안쪽을 지나 복부로 진입하여 족태음비경의 충문, 부사혈을 만
   나고 내려와 음모(陰毛) 부위에 분포하고

④ 생식기(生殖器)를 돌아서 임맥의 곡골, 중극, 관원혈 등을 만나고

⑤ 위를 지나 이 경맥이 속한 간에 들어가고 음양 관계인 담과 연결된다.

⑥ 다시 올라가 횡경막을 통과하여 목, 아래턱을 지나 눈까지 올라가서

⑦ 다시 이마를 지나 정수리로 간다.

⑧ 또 한 가지는 눈에서 나와 얼굴을 거쳐서 입수에 도달하여 입술을 한
   바퀴 돈다.

⑨ 간에서 또 한 가지가 나와서 횡경막을 통과하여 폐로 들어간다.

이렇게 폐경에서 시작했던 경맥이 다시 폐경으로 들어가 다시 순환이 이
어진다.

 우리몸 속의숨어 있는기(氣)를 살리자

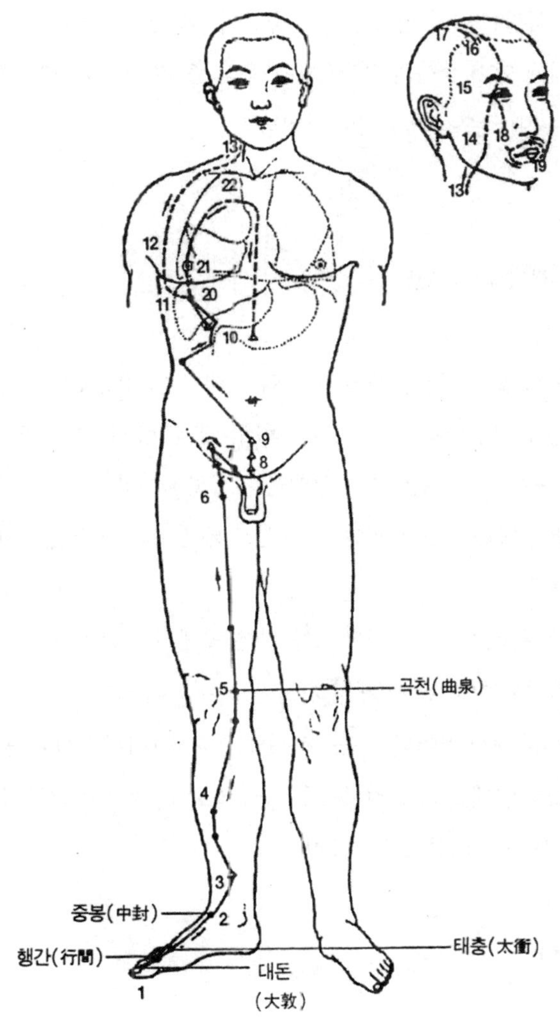

간경맥도(肝經脈圖)

(2)족궐음간경의 병 증후

이 경맥에 병이 있으면 주로 소변불통, 월경불순, 자궁출혈이 생기고 가슴이 답답하며 구역질이 나고 허리가 아픈 증상이 나타난다. 또한 입과 목이 마르고 얼굴이 검게 되며 설사와 유뇨(遺尿) 등의 증상이 나타난다. 그리고 이 경맥의 순행부위에 국부적인 증상이 나타난다.

3. 기경팔맥(奇經八脈)

기경팔맥은 12경맥처럼 음과 양의 표리 관계로 되어있지 않고 단독으로 되어 있기 때문에 기경(奇經)이라 한다. 독맥, 임맥, 충맥, 대맥, 양교맥, 음교맥, 양유맥, 음유맥 등 여덟 개의 경맥을 기경팔맥이라 하는데, 이들은 각각 일정한 순행 부위와 분포 지역이 있으며, 다른 장부와의 관련을 갖고 있어 상호 작용을 한다.

기경팔맥 중 독맥, 임맥, 충맥은 모두 같은 곳에서 출발하여 근원은 하나지만 순행 노선이 각기 다른 세 개의 가지와 같이 되어 있다. 즉 이세 경맥은 다같이 포중(胞中)에서 일어나 회음에서 출발한다. 그러나 독맥은 등어리 정중선에서 입으로, 임맥은 복부 정중선을 따라 입으로, 충맥은 복부에 있는 족소음신경의 노선을 따라 입으로 순행한다.

1)독맥(督脈)

(1) 순행순서

독맥은 등의 척추, 머리의 정중선을 순행하며 전신의 양(陽)을 통솔하고 감독한다 하여 독(督)자를 써서 독맥(督脈)이라 하였다.

연계기관은 신(腎), 포궁(胞宮), 척수(脊髓), 뇌(腦) 등이다.

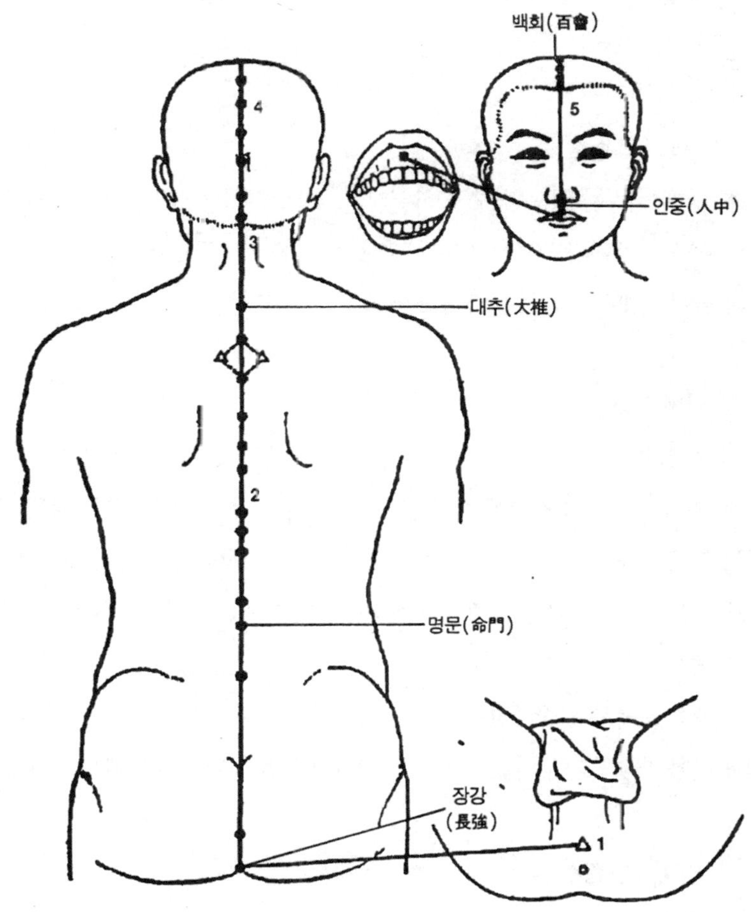

독맥도(督脈圖)

① 독맥은 하복부 밑의 회음에서 시작하여 등의 척추를 타고 올라가다가 한 가지는 목 위쪽의 풍부혈에서 뇌로 들어가고

② 다른 한 가지는 정수리로 올라가서 이마를 지나고 인중을 지나 은교혈에서 끝난다.

(2) 독맥의 병 증후

이 경맥에 병이 있으면 주로 히스테리, 정신병, 소변불통, 치질, 유뇨(遺尿), 불임증, 체력감퇴, 산증(疝症) 증상이 나타난다. 또한 정신이 맑지 않고 목과 등이 뻣뻣하며 몸이 뒤틀리는 증상이 나타난다.

2) 임맥(任脈)

(1) 순행순서

임맥은 남녀 생식 기능에 직접적인 관계가 있어 임(妊)의 뜻으로 임(任)을 써서 임맥이라 했다고 하며, 임맥은 하복부, 가슴, 목의 정중선을 순행하며 인체의 모든 음기(陰氣)를 총괄 조절하는 기능이 있다. 연계기관은 포궁(胞宮)과 눈이다.

임맥은 하복부의 중극혈에서 시작하여 밑으로 내려와 회음에서 빠져나와서 복부와 가슴의 가운데 선을 따라 올라가서 목을 지나 승장혈에서 끝난다.

(2) 임맥의 병 증후

이 경맥에 병이 있으면 주로 남자는 산증(疝症)이 나타나고 여자는 대하증(帶下症)이 나타난다. 그리고 흉복부에 있는 내장의 기능실조, 원기쇠약 등의 증상이 나타난다.

승장(承漿)
천돌(天突)
전중(膻中 : 중단전)
상완(上脘)
중완(中脘)
하완(下脘)
신궐
(神闕 : 제중)
기해(氣海)
석문(石門)
음교
(陰交)
관원
(關元)
회음
(會陰)
중극
(中極)
곡골
(曲骨)

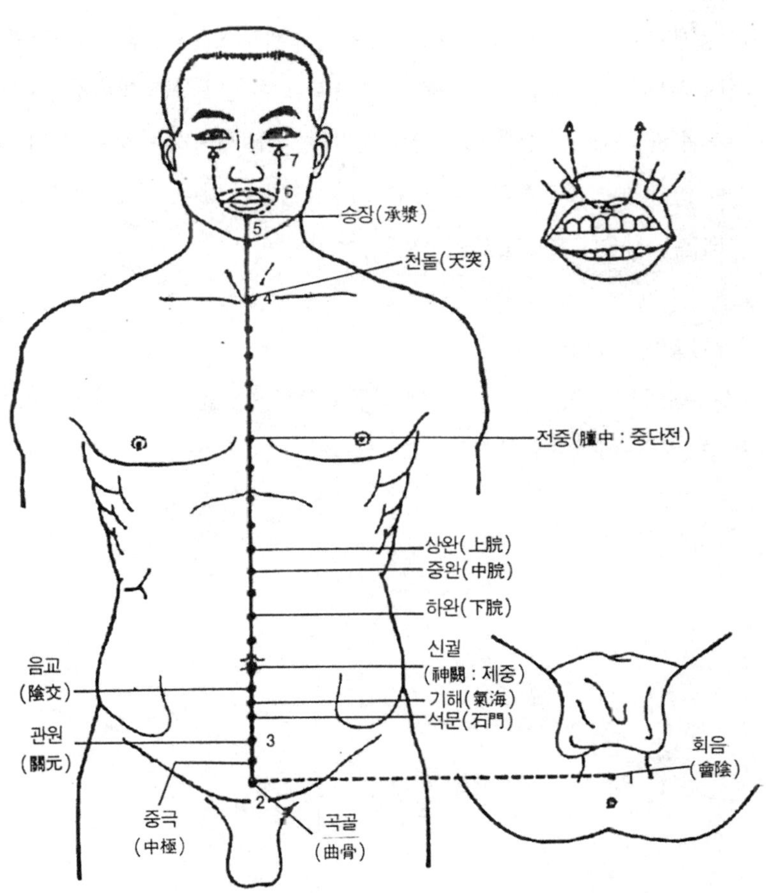

임맥도(任脈圖)

3) 충맥(衝脈)

(1) 순행순서

충(衝)자가 의미 하듯이 이 맥은 위로 올라가기만 한다.

충맥은 하복부에서 시작하여 기충혈에서 위로 오른다. 동시에 기충혈 부위에서 시작하여 배꼽의 양옆을 끼고 흉부에 이른다. 족양명위경과 족소음신경과 관계가 있어 선천 및 후천의 진기(眞氣)를 함축하여 장부, 조직, 피부 등에 영양을 주고 생식의 근본을 다스리는 기능이 있다. 연계기관으로는 포궁(胞宮), 척수(脊髓), 눈 등이다.

(2)충맥의 병 증후

이 맥에 병이 있으면 주로 천식, 복통, 월경불순, 불임 및 배에서 소리가 나는 증상이 나타난다.

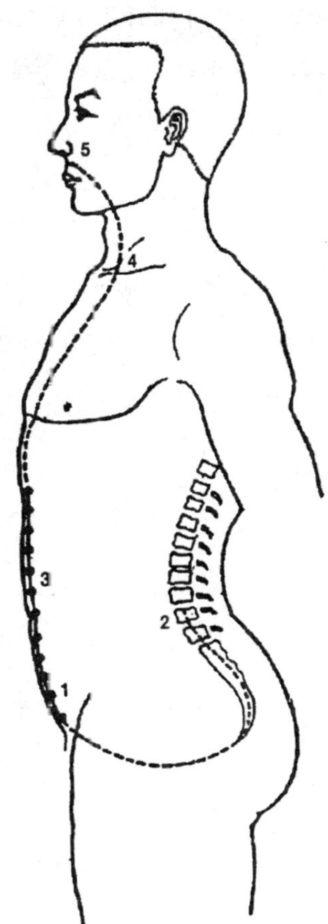

충맥도(衝脈圖)

4) 대맥(帶脈)

(1) 순행순서

독맥, 임맥, 충맥 등 다른 음양의 경맥을 옆으로 한 바퀴 돌아가며 허리띠 같이 묶었다 하여 대(帶)자를 써서 대맥이라 한다. 대맥은 허리띠(帶) 같이 허리를 돌기 때문에 다른 경맥과 같이 상하로 순행하는 것이 아니라 허리를 돌며 순행한다.

(2)대맥의 병 증후

이 경맥에 병이 있으면 주로 복부가 팽창하고 허리는 물 속에 앉은 듯한 감이 있고, 허리와 다리에 힘이 없어 걷기가 곤란하고 추위를 타며 월경불순, 대하증 등의 증상이 나타난다.

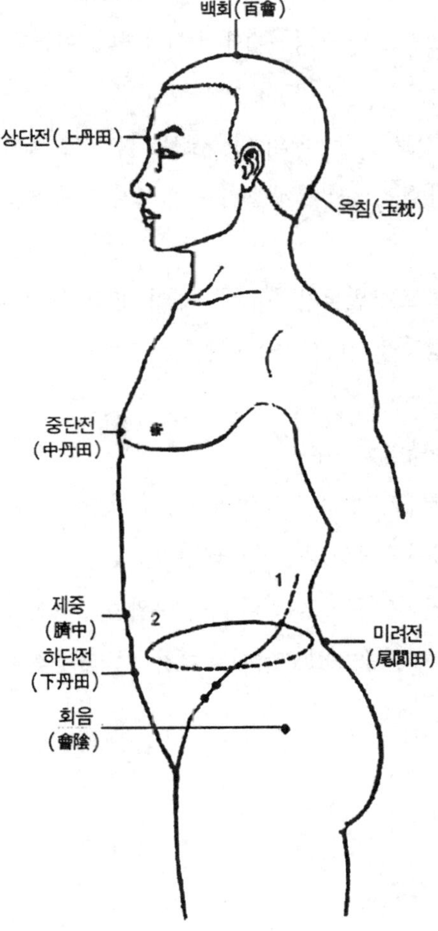

대맥도(帶脈圖)

5) 양교맥(陽蹻脈)과 음교맥(陰蹻脈)

(1) 순행순서

교(蹻)자가 의미하듯이 교맥은 발에서 시작하는데 양교맥은 복사뼈 외측
에서 시작하고 음교맥은 내측 복사뼈에서 시작한다. 이들은 운동 기능을 다
스리는 기능이 있다.

양교맥의 순행 경로는 발꿈치의 외측에서 시작하여 복사뼈, 다리, 복부,
흉부의 외측을 따라 올라와서 어깨를 거쳐 목, 입술의 측면을 지나 눈 안쪽의
정명혈에 이른다.

음교맥의 순행경로는 발꿈치에서 시작하여 내측 복사뼈를 지나 생식기,
복부를 거쳐 코의 양옆을 지나서 눈에 이른다.

(2) 양교맥과 음교맥의 병 증후

양교맥에 병이 있으면 주로 다리 안쪽의 근육이 늘어나고 바깥 부위는 근
육이 팽팽해지며 불면증 등의 증상이 나타난다.

음교맥에 병이 생기면 주로 다리의 바깥 부위는 근육이 늘어나고 안쪽은
팽팽해지며 목구멍에 통증이 있고 잠이 많아지는 등의 증상이 나타난다.

 우리몸 속의 숨어 있는 기(氣)를 살리자

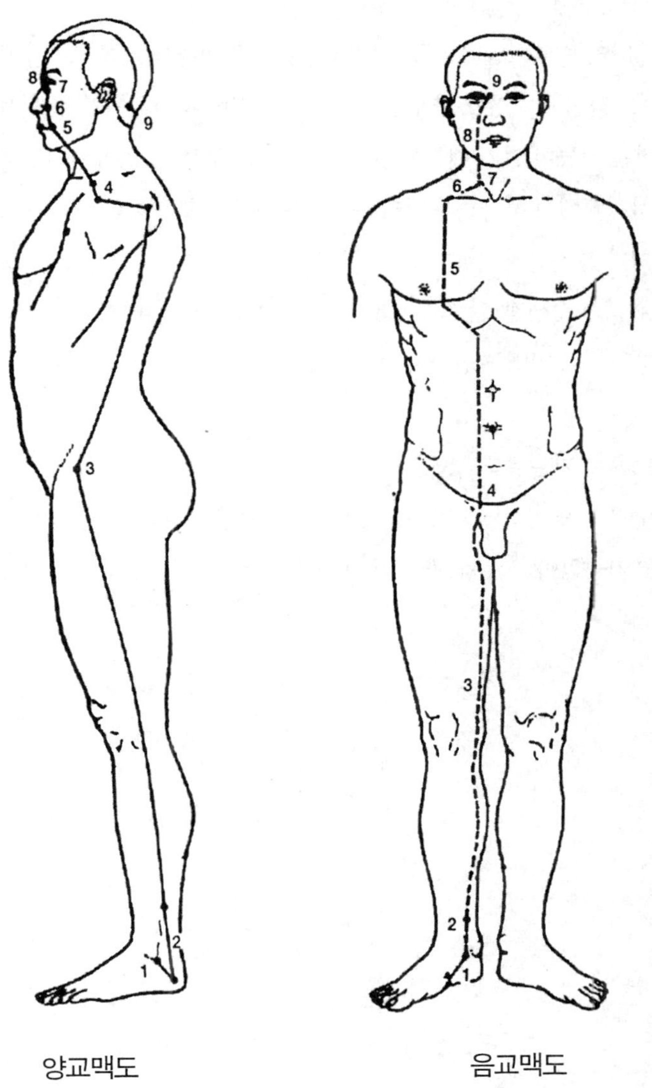

양교맥도   음교맥도

6) 양유맥(陽維脈)과 음유맥(陰維脈)

(1) 순행순서

유(維)자는 얽어맨다는 뜻으로서 양유맥은 양경(陽經)을, 음유맥은 음경(陰經)을 얽어매서 상호 관계를 분별하고 조절하여 생체의 평형과 협조를 유지시키는 기능이 있기 때문에 유맥(維脈)이라 부른다. 양유맥의 순행경로는 외측 복사뼈에서 시작하여 다리, 복부, 흉부의 외측을 지나 어깨와 얼굴의 양 옆을 지나 정수리에 이른다.

음유맥의 순행경로는 내측 복사뼈에서 시작하여 다리의 내측 복부, 흉부, 목구멍을 지나 임맥과 만난다.

(2) 양유맥과 음유맥의 병 증후

양유맥에 병이 있으면 오한, 발열 등의 증상이 나타나고, 음유맥에 병이 있으면 가슴앓이(心痛)의 증상이 나타난다.

  우리몸 속의 숨어 있는 기(氣)를 살리자

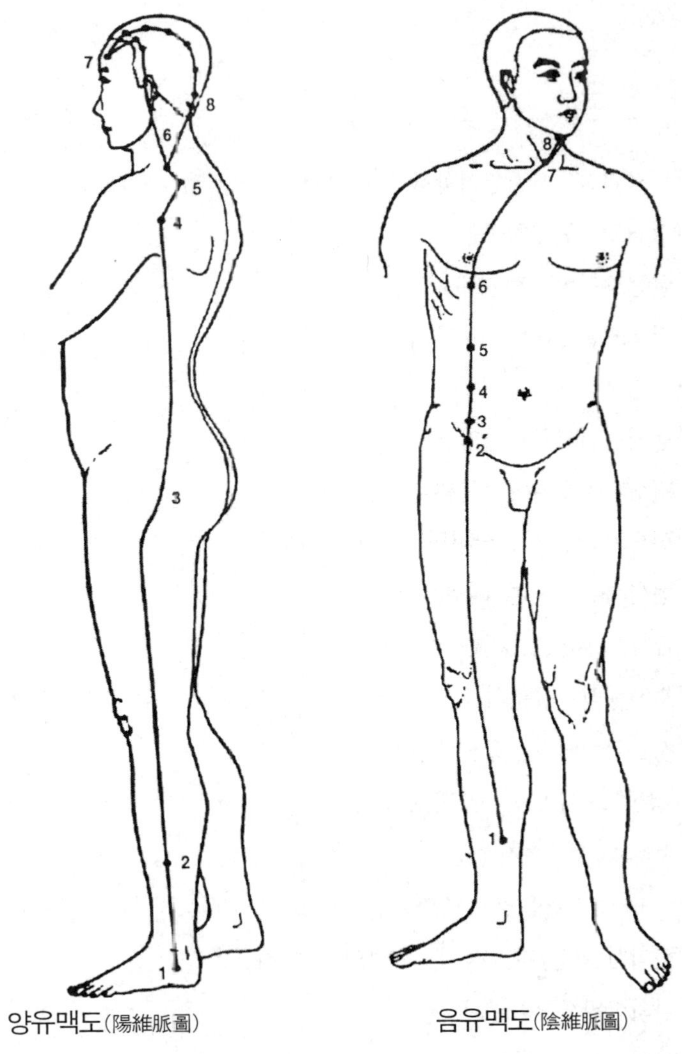

양유맥도(陽維脈圖)　　　음유맥도(陰維脈圖)

참고 문헌

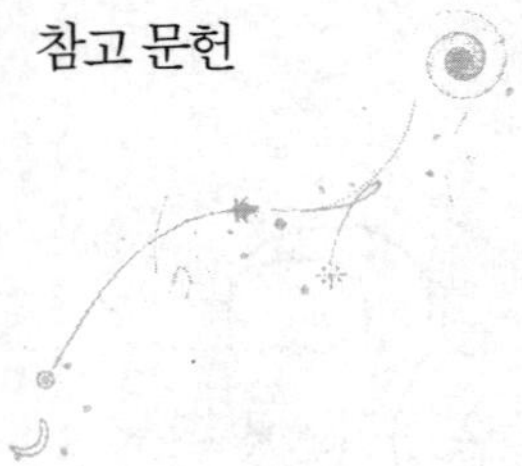

『건강법전』, 천지원리학회

『경혈도』, 현대침구원

『국선도』, 종로출판사

『단전호흡』, 대한교과서(주)

『동의보감』, 허준

『동의정신의학』, 황의완

『명상기공클리닉』, 신용철

『선으로 가는 길』, 석지현

『선학사전』, 진선미출판사

『實驗氣功療法』, 劉貴珍

『오행생식』, 김춘식

『정교황제내경』, 홍원식 편

『정신일도수도법』, 오병호

『中醫氣功學』, 宋天彬 編

『中國針灸學』, 음양맥진출판사

『한의학(기공)과 초능력』, 황무연, 김완희

『한의학원론』, 김완희

『한의학사전』, 남산당

『행복한 기수련』, 이규행

『활인심방』, 이황

 우리 몸 속의 숨어 있는 기(氣)를 살리자